CONSEJERÍA EN ENFERMERÍA A LA MUJER VÍCTIMA DE VIOLENCIA: GUÍA DE CUIDADO

CONSEJERÍA EN ENFERMERÍA A LA MUJER VÍCTIMA DE VIOLENCIA: GUÍA DE CUIDADO

DRA. MARTHA LILIA PARRA DOMÍNGUEZ

Número de Control de la Biblioteca del Congreso de EE. UU.: 2017902083
ISBN: Tapa Dura   978-1-5065-1889-3
                Tapa Blanda   978-1-5065-1888-6
                Libro Electrónico   978-1-5065-1890-9

Para realizar pedidos de este libro, contacte con:
Palibrio
1663 Liberty Drive
Suite 200
Bloomington, IN 47403
Gratis desde EE. UU. al 877.407.5847
Gratis desde México al 01.800.288.2243
Gratis desde España al 900.866.949
Desde otro país al +1.812.671.9757
Fax: 01.812.355.1576
ventas@palibrio.com
706578

ÍNDICE

PRESENTACION.

Para el profesional de enfermería el tratar el tema de violencia en la mujer como un ser de cuidado, retoma importancia por ser un fenómeno socio-histórico y no precisamente un problema de salud pública ni un problema típico de salud, sino un proceso complejo que afecta fuertemente la salud, provocando muerte, lesiones y traumas físicos y un sinnúmero de agravios mentales, emocionales, espirituales, lo que disminuye la calidad de vida de las personas, pero con acciones de cuidado y educación esta calidad de vida pueden mejorarse y a la vez incidir en el cambio de dentro de la sociedad ya que es esta la que crea espacio para la dominación masculina, donde los procesos de mutilación femenina son lentos, graduales y considerado legítimo.

El presente texto se presenta como una Guía de cuidado en la consejería en enfermería a la mujer víctima de violencia retomando en el primer capítulo las conceptualizaciones que sobre violencia se han estudiado por diferentes autores como Minayo, Breilh, Nogueiras, Bonino, Hirigoyen destacando las conceptualizaciones sobre violencia, violencia con enfoque de género, la violencia en el noviazgo y la violencia conyugal ya que la violencia puede iniciarse en el noviazgo y aumentar con la convivencia o después del matrimonio.

Se ha observado que desde la ciencia, se favorece la desigualdad de derecho con enunciados axiomáticos, que situaban la naturaleza de la mujer, su cuerpo, su cerebro, sus sentimientos, como más débil e incapaz para el pensamiento y el desarrollo que la de los hombres, basándose en supuestas leyes de la naturaleza, a las mujeres históricamente se les ha expropiado de sus derechos como personas, del derecho a su propio cuerpo, a su sexualidad, a su salud, a su bienestar, a la participación social y política, obligándolas a recluirse en el hogar; por lo que resulta importante conocer como ha sido la construcción cultural de la violencia, su génesis en el contexto histórico social, la situación político-social de la mujer duranguense así como las políticas públicas y violencia contra la mujer, lo que se aborda en el segundo capítulo.

Las bases socioculturales de la violencia contra las mujeres nace de un sistema de relaciones de género anclado en la organización social, cultural y política, que a lo largo de la historia ha postulado que los hombres son superiores a las mujeres, tienen diferentes cualidades y han de ejercer distintos roles. Estos roles estereotipados asignaban la dominación, el poder y el control a los hombres; la sumisión, la dependencia, la aceptación indiscutible de la autoridad masculina y la obediencia de las mujeres. Por lo que en el tercer capítulo se aborda la dimensión social de la violencia conyugal que comprende los aspectos sociales, culturales, políticos y económicos del contexto de las familias con mujeres violentadas. Y la dimensión relacional de la violencia conyugal.

La enfermera tiene un papel importante como agente de salud, por la cercanía con la persona y es un canal de información, es mediadora de conflictos debido a que sus cuidados se dirigen y se enfocan en las dificultades, obstáculos y problemas presentes en el vivir cotidiano de las personas que requieren de este cuidado tanto en problemas de salud como en problemas sociales, resultando de relevante contar con bases para la consejería en enfermería situaciones abordadas en el cuarto capítulo, considerando que la consejería en enfermería representa una medida de negociación, que permite el diálogo entre los involucrados, enriqueciendo este capítulo con un plan de cuidados que consta de diagnósticos de enfermería en mujeres víctimas de violencia en el noviazgo y en el matrimonio así como sus intervenciones propuestas para la atención de los problemas reales y potenciales identificados . Por ultimo en el quinto capítulo se presenta un interesante análisis sobre la violencia en la mujer a manera de conclusión.

Dra. Mónica Gallegos Alvarado.

CAPÍTULO I

Conceptualizaciones Sobre Violencia

Minayo (2006), señala que el concepto violencia es de origen latino, se deriva de la palabra frente, que significa fuerza y se refiere a las nociones de restricción y del uso de la superioridad física de una persona sobre otra. Refiere también que por ser un fenómeno socio-histórico, no es en sí, una cuestión de salud pública ni un problema típico de salud, es un proceso complejo que afecta fuertemente la salud, provocando muerte, lesiones y traumas físicos y un sinnúmero de agravios mentales, emocionales, espirituales, disminuye la calidad de vida de las personas, exige una adecuación de la organización tradicional de los servicios de salud y evidencia la necesidad de una actuación mucho más específica, interdisciplinaria, multidisciplinaria, intersectorial, visualizando las necesidades de la población.

Así mismo afirma que "la violencia representa un riesgo para la realización del proceso vital humano: amenaza la vida, altera la salud, produce enfermedades y provoca la muerte como realidad aun como posibilidad próxima". La intencionalidad sitúa a la violencia en el ámbito eminentemente humano, pues solo los humanos, antropológica y convencionalmente, poseen intencionalidad en sus actos u omisiones, situando esto en las relaciones sociales, desde un nivel subjetivo, la micro esfera de la familia hasta el ámbito macro social y global, la idea de intencionalidad muestra que la violencia es un fenómeno sobre el cual existe responsabilidad de los sujetos en forma individual y colectiva, una vez que las acciones violentas se realizan por medio de las personas dentro de su cultura. Esa historia cultural fundada en la necesidad (las determinaciones) y en la libertad (el protagonismo) nos da la experiencia de que la violencia puede y debe ser analizada y comprendida como objeto de intervención de forma directa e indirecta y superada.

La violencia contra la mujer se manifiesta de diferentes formas en nuestra sociedad, desde el plano simbólico, que establece papeles sociales y sexuales impuestos hasta la violencia física. Un hombre violento utiliza diversos patrones de comportamiento subyugando a su compañera a su voluntad, imponiendo su masculinidad, por medio de relaciones jerárquicas y desiguales. Para una mejor comprensión del problema, la violencia contra la mujer no debe ser analizada en términos de actos individuales y aislados. Ante todo, es el reflejo de una desigualdad social, económica y política, que es perpetuada por los aparatos sociales que refuerzan ideologías sexistas, racistas y clasistas. A pesar de que todas las mujeres están en riesgo de vivir violencia en su vida, la dimensión de esta está relacionada a su estatus social, grupo étnico y condición física. La incorporación de la cuestión de género en el problema de la violencia contra la mujer es fundamental, pues es por medio de situaciones cotidianas y repetitivas que el papel femenino va siendo definido. Al destinar para la mujer un papel sumiso y pasivo, la sociedad crea espacio para la dominación masculina, donde los procesos de mutilación femenina son lentos, graduales y considerado legitimo.

Conceptualización de Violencia con Enfoque de Género

Según Minayo (2006), la violencia contra la mujer para ser entendida debe ser vista desde la perspectiva de género. Considerando al género respecto a las relaciones de poder y la distención entre las características culturales atribuidas a cada uno de los sexos y a sus peculiaridades biológicas. Las características de género se fundan en la jerarquía y en la desigualdad de lugares sexuados. La violencia de género distingue un tipo de denominación, de opresión y de crueldad estructuralmente construido en las relaciones entre hombres y mujeres, atravesando clases sociales, razas y etnias.

La expresión violencia de género debe su fuerza al movimiento feminista, que constituye uno de los más importantes del siglo XX. A partir de la segunda mitad de este siglo, su estrategia de acción se centro en la destrucción de las raíces culturales de la inferioridad femenina y de patriarcalismo, en las denuncias de las diversas formas de violencia, en las tentativas de modificar las leyes que mantenían la dominación masculina y en la construcción de las nuevas bases de relación, protagonizadas por medio de cambios de actitudes y de prácticas en las relaciones interpersonales. La victimización de la mujer en el espacio conyugal, por ejemplo, fue uno de los albos de la actuación del movimiento feminista que en los últimos 50 años han buscado desnaturalizar los abusos, los malos tratos y las expresiones de opresión; así problemas que permanecían como secretos en el ámbito privado pasaran a tener visibilidad social. La violencia de género, respecto a relaciones que envuelven a hombres y mujeres, incide principalmente sobre las personas del sexo femenino y constituye una cuestión de salud pública, más allá de ser una violación de los derechos humanos. Se estima que este problema causa más muertes en las mujeres entre 15 y 44 años de edad que las afecciones crónicas, pero desafortunadamente no hay registros de éstas.

La construcción social de género, en la cual la mujer es definida en su relación con el otro, en el cual su realización personal está concentrada en el establecimiento de relaciones interpersonales saludables puede resultar en sentimientos de fracaso, culpa y baja autoestima en la mujer; el sentimiento permanente de culpa constituye un excelente caldo de cultura para el sufrimiento silencioso. Sintiéndose culpable la mujer soporta malos tratos psicológicos y físicos de su compañero, sin ninguna reclamación, en numerosos casos. La mujer nada mas hace lo que se refleja en la cultura machista.

Es decir, la violencia en lo general se puede definir como un fenómeno socio histórico, complejo, que afecta fuertemente la salud, amenaza la vida, produce enfermedades y provoca la muerte. Además, hace referencia a la cultura de violencia en la familia, con formas de agresión contra mujeres y niños. Donde la violencia contra la mujer, se manifiesta de diferentes formas en una sociedad con cultura machista, que crea espacio para la dominación masculina, donde los procesos de mutilación femenina son lentos, graduales y considerados legítimos; con inequidad de género, que destina para la mujer un papel sumiso y pasivo.

Por su parte Breilh (1996), enfatiza que la inequidad de género es el determinante de la calidad de vida de las personas, donde los procesos de identidad, de crecimiento y de autoconocimiento de las mujeres, así como entre los varones, necesariamente son individuales. Su socialización suele llegar tras un compartir experiencias que revelan esa identidad común de subordinación y de discriminación, en mayor o menor profundidad, con mayor o menor conciencia. Así mismo, afirma que la situación de género es un proceso social donde se establecen entre el disfrute de bienes y soportes y el padecimiento de peligros y carencias. El mayor o menor acierto y competencia de un análisis de la situación de género depende entonces, además del grado de contacto con la realidad concreta, del empleo de categorías y un marco conceptual que permita reconocer las contradicciones u oposiciones más importantes que determinan la vida de género y su proyección en el tiempo. Afirma que habrá de desterrarse el machismo por la razón de que es una fuente de sufrimiento y enfermedad, se denuncia como fuente de dolor y miseria humana, porque el macho al imponer su poder destruye al polo dominado, pero también destruye su propia opción integral del ser humano. El polo violento de una contradicción humana termina siendo afectado, por eso el ejercicio de un poder dominante afecta al denominador tanto como al dominado. La violencia del macho agresor es violencia contra sí mismo.

La lucha para el desarrollo de género, no es asunto ni sólo para hombres ni sólo para mujeres. Es un asunto que nos atañe a todos. Lejos de ser un tema secundario, ornamental o distractor, como lo han colocado las mentalidades patriarcales de derecha a izquierda, es un tema central para la ciencia y la política. El trabajo científico que no incorpore tal perspectiva no será objetivo ni logrará impactos contundentes. Ninguna tarea política que no recoja e insuma profundo en su ideario el clamor de las mujeres por la equidad y la necesidad histórica de replantear lo valores y formas de socialización de la masculinidad, será visible y sostenida. El asunto del género atañe a los hombres por dos razones, primero porque gracias al camino abierto en gran medida por la lucha de las mujeres, se han empezado a poner al desnudo nuestros propios problemas de género y, segundo porque la lucha por lo femenino o por lo masculino, es asunto que quiere de la perspectiva y capacidades específicas de los géneros. El movimiento para defender y hacer crecer a la mujer es el movimiento para defender al hombre, y viceversa, así como la defensa y desarrollo de los dos es un vehículo para hacer crecer la democracia profunda, la justicia y el avance de lo humano, sobretodo en época del neoliberalismo anti-humano.

Esta lucha contra toda discriminación hacia las mujeres, está rodeada por una latente preocupación de que la autarquía femenina pueda devenir en un elemento inmovilizador de la lucha popular y de que el tema de género sea impulsado por sectores retardatarios. La lucha femenina hizo visible la producción oculta y la subvaloración patriarcal del espacio doméstico. Además, acepta que la "sordera social" para con los temas de género, vuelve necesaria la irrupción de los movimientos de mujeres, es decir, su acceso y empoderamiento del poder. Este reconocimiento de la necesidad de preservar un movimiento autónomo de las mujeres y el temor de que la reivindicación femenina puede volverse funcional al sistema y sea un obstáculo más para la liberación de la sociedad humana. Exigiendo una actuación mucho más específica, interdisciplinaria, multidisciplinaria, intersectorial, de hombres y mujeres, con equidad de género.

Conceptualización de Violencia en el Noviazgo

Para Nogueiras (2005), las bases socioculturales de la violencia contra las mujeres nace de un sistema de relaciones de género anclado en la organización social y cultural, que a lo largo de la historia ha postulado que los hombres son superiores a las mujeres, tienen diferentes cualidades y han de ejercer distintos roles. Estos roles estereotipados asignaban la dominación, el poder y el control a los hombres, y la sumisión, la dependencia y la aceptación indiscutible de la autoridad masculina, la obediencia, a las mujeres. En este contexto se toleraba socialmente que los hombres utilizasen la violencia en el interior de la familia para afianzar su autoridad. La educación y la socialización de hombres y mujeres tenían como objetivo desarrollar las cualidades y potencialidades necesarias para mantener este orden establecido. La educación de las mujeres iba dirigida a hacer del amor el centro de nuestras vidas, por tanto la educación de las mujeres se centraba en aprender como amar. El modelo cultural del amor para las mujeres es el amor romántico: la renuncia personal, la entrega total, el amor sin reciprocidad. A las mujeres se nos asignó el papel y la responsabilidad de mantener la armonía en la pareja y la familia. Estos valores y actitudes producen en las mujeres sentimientos de culpa, fracaso, dependencia, inseguridad, así como comportamientos de sumisión. En las relaciones de maltrato nos llevan incluso a justificar la violencia o a quitarle importancia, a sentir pena por el agresor o a darle siempre otra oportunidad.

La violencia puede iniciarse en el noviazgo y aumentar con la convivencia o después del matrimonio. El hombre que ha asumido los valores y la masculinidad tradicional siente que tiene derecho a ser cuidado y atendido, a ser complacido, a que la mujer esté a su disposición. La mujer siente que es su deber, su obligación, cuidarle, atenderle, estar disponible para él. Al principio lo hace por su propio gusto, refuerza su autoestima y su autovaloración al sentir que está cumpliendo con el ideal de mujer que ha interiorizado como valioso. Pero a medida que la relación avanza, un hombre violento aumenta su control y utiliza, si hace falta, la violencia para conseguir más de ella. Quiere la total sumisión. Los comportamientos de las mujeres maltratadas son, para muchas personas, difíciles de entender. Amistades, familiares y profesionales de la salud, la abogacía, la judicatura y la policía suelen preguntarse por qué las mujeres soportan tantos años de violencia y malos tratos, por qué no piden ayuda antes, por qué no terminan la relación y se separan, por qué disculpan, justifican u ocultan los malos tratos, por qué denuncian y retiran la denuncia, o llegan a marcharse de casa y después vuelven.

A continuación se describe el ciclo de la violencia, que según Nogueiras explica y ayuda a entender cómo se produce y se mantiene la violencia en la pareja. La describe en tres fases: 1) La Fase de Tensión, se caracteriza por una escalada gradual de tensión que se manifiesta en actos que aumentan la fricción y los conflictos en la pareja. El hombre violento expresa hostilidad, pero no en forma explosiva. La mujer intenta calmar, complacer, o al menos, no hacer aquello que le pueda molestar a la pareja, en la creencia irreal de que ella puede controlar la agresión. Pero esta sigue aumentando y se producirá la: 2) Fase de Agresión, en la que estalla la violencia psíquica, física y/o sexual. Es en esta fase cuando la mujer suele denunciar los malos tratos y en la que puede decidirse a contar lo que está pasando. 3) Fase de Conciliación, o "luna de miel", en la que el hombre violento se arrepiente, pide perdón, le hace promesas de cambio o le hace regalos. Este momento supone un esfuerzo positivo para que la mujer mantenga la relación. También le permite ver el lado bueno de su pareja, fomentando la esperanza de que puede llegar a cambiar. El ciclo de la violencia explica por qué algunas mujeres retiran su denuncia, que interponen en la fase de agresión, al encontrarse un hombre que se arrepiente, promete cambiar y que está en plena fase de "luna de miel". También explica por qué las mujeres, después de verbalizar que están sufriendo violencia o de iniciar la toma de decisiones para terminar con la relación, le disculpan, minimizan su comportamiento violento o lo justifican, volviendo de nuevo a la situación anterior. Con el tiempo, la fase de agresión se repite más a menudo o se está todo el tiempo entre la tensión y la agresión sin apenas fase de conciliación. Cuando esto sucede, es cuando muchas mujeres deciden pedir ayuda. A veces, hasta llegar a este momento, han pasado muchos años. Si este ciclo no se rompe a tiempo, las agresiones se repetirán con más frecuencia y más intensidad, con mayor gravedad y riesgo para la mujer e incluso terminar con la vida de las víctimas.

Conceptualización de Violencia Conyugal

Bonino (2005), cuando refiere que la violencia hacia la mujer por parte de su pareja, es "un conjunto sistemático de técnicas –que pueden o no incluir la agresividad, manifiesta-, que el hombre utiliza en un proceso de invasión de los límites de la mujer para restarle libertad y encauzarla hacia los deseos e intereses masculinos", debido a sus características, esta violencia suele llamarse también malos tratos o comportamientos abusivos y sus efectos varían según su intensidad y su prolongación en el tiempo. Concepción donde no se interroga sobre el papel de la mujer ante la violencia que ejerce su pareja.

Por su parte Hirigoyen (2000), manifiesta que la violencia perversa comienza con pequeños actos perversos que son tan comunes que parecen normales. Comienzan con una simple falta de respeto, una mentira o una manipulación. Si el grupo social en que tales conductas aparecen no se manifiestan, estas se transforman progresivamente en conductas perversas potenciales, que tienen consecuencias graves sobre la salud psicológica de las víctimas, que en todos los casos son las mujeres y los hijos, las cuales no teniendo la certeza de ser comprendidas, se callan y sufren en silencio. Esta destrucción moral siempre ha existido en las familias donde permanece oculta.

Describe al individuo perverso como una persona que tiende a reproducir su comportamiento destructor en todas las circunstancias de su vida: en su lugar de trabajo, con su cónyuge y con sus hijos. El perverso fascina, seduce y da miedo, saben manipular con naturalidad, son temidos pues se sabe que es mejor estar con ello que contra de ellos, es la ley del más fuerte. En este caso se hace poco caso de las víctimas a pesar de que se puede estar delante de situaciones graves para ellas. Este tipo de agresión perversa consiste justamente en una invasión progresiva del deterioro psíquico y físico del otro. El contexto cultural tolera la perversión y con eso se permite que la violencia se desarrolle. Concepción que permite caracterizar la conducta del agresor y agredidos; califica a la violencia conyugal como perversa, donde el agresor es el perverso y los agredidos las víctimas.

CAPÍTULO II

Construcción Cultural de la Violencia. Su Génesis en el Contexto Histórico y Social

Las actitudes vivenciales, la forma de pensar, sentir, entender el mundo y el comportamiento peculiar de cada individuo, hombres y mujeres, tienen lugar mediante procesos intrapsíquicos desarrollados a lo largo de la vida, procesos que ponen en juego características biológicas y genéticas en relación con el mundo que les rodea a través de los vínculos que se establecen.

Todos estos niveles, la cultura, la sociedad es la que se vive, el género al que se pertenece, las emociones personales, interactúan entre sí, de tal manera que cambios en cualquiera de estos niveles facilitan la posibilidad de cambios en cualquiera de los otros niveles. Cada pueblo tiene sus tradiciones culturales, que son un conjunto de creencias, mitos, valores, comportamientos y reglas sociales que constituyen una filosofía que se mantiene a lo largo de generaciones, como si fuera el inconsciente colectivo de ese pueblo, y que no es más que una manera de ver e interpretar el mundo, una concepción de cuál es el modelo humano que se valora y qué relación interpersonal se considera adecuada y se potencia.

Nuestra cultura forma parte de la tradición judeocristiana que afecta a todo el pensamiento occidental y que influye a todos los campos de la expresión humana, en las ciencias, en el arte, en el comportamiento, en las relaciones humanas, en el vivir día a día. Tiene una estructura social patriarcal, lo que significa que se haya jerarquizada social y económicamente y cuya máxima jerarquía la ocupa el varón.

Desde la ciencia, se ha favorecido la desigualdad de derecho con enunciados axiomáticos, que situaban la naturaleza de la mujer, su cuerpo, su cerebro, sus sentimientos, como más débil e incapaz para el pensamiento y el desarrollo que la de los hombres. Así basándose en supuestas leyes de la naturaleza, a las mujeres históricamente se les ha expropiado de sus derechos como personas, del derecho a su propio cuerpo, a su sexualidad, a su salud, a su bienestar, a la participación social y política, obligándolas a recluirse en el hogar. Se les ha expropiado del valor simbólico y económico de su trabajo como cuidadoras, educadoras, sanadoras y garantes de la transmisión de valores sociales y culturales.

La violencia como arma de sometimiento al poder es constante en todos los mitos, y la violencia contra las mujeres también, sean estas diosas o mortales.

Situación Político-Social de la Mujer Duranguense

De acuerdo con recientes estimaciones (INEGI, 2010), Durango registra 1 632 934 habitantes en 2009-2010, 50.8% son mujeres y 49.2% hombres; lo anterior arroja una relación de 97 hombres por cada 100 mujeres; en este sentido, del año 1900 a 1970 existían valores en esta relación de entre 101 a 104 hombres, con excepción de 1921 que fue de 98, esto debido a los efectos de la Revolución Mexicana, la mortalidad y la migración; a partir de 1980 la relación es menor a 100 con valores entre 96 y 97 hombres por cada 100 mujeres. Al interior del estado, en ocho municipios el volumen de varones supera al de mujeres, destacan San Bernardo, Canelas, Tamazula y San Dimas con una relación hombres-mujeres igual o mayor a 107.

En el municipio de Durango de acuerdo a la página electrónica del INEGI 2010, el 50.7% de la población e s femenina. Esta misma fuente refiere que en Durango las mujeres en un 47.9% han vivido algún tipo de violencia, ocupando el cuarto lugar a nivel nacional, sólo después de México (52.6%), Jalisco (52.2%) y Colima (50%). Se constituye en un dato significativo ya que la población de los primeros dos estados es mayor que en Durango. Además que se encuentra por arriba de la media nacional que es del 40%. El tipo de violencia que más se presenta es la de tipo emocional, seguido por la económica.

Según Pérez (2010), en el municipio de Durango, se refleja lo que algunos estudiosos han aportado respecto al problema de la violencia familiar el que ha sido estudiado por sociólogos y antropólogos, que han definido al entorno más amplio como sociedad patriarcal, dentro de la cual el poder culturalmente, es conferido al hombre por sobre la mujer y a los padres por sobre los hijos, es el eje que estructura los valores sostenidos históricamente en nuestra sociedad.

El Honorable Congreso de la Unión Cámara de Diputados LXI Legislatura (2011), en el marco jurídico nacional, el concepto de violencia contra las mujeres, está plasmado en la Ley General de Acceso de las Mujeres a una Vida Libre de Violencia (lgamvlv). Fue publicada en el Diario Oficial de la Federación (DOF), el 01 de febrero de 2007. Su promulgación reflejo la formalización del trabajo institucional que diversas instancias venían realizando a fin de prevenir, sancionar y erradicar la violencia contra las mujeres, considerada como un grave obstáculo tanto para el efectivo goce y ejercicio de sus derechos fundamentales, como para su desarrollo en los diversos ámbitos de la vida en sociedad. Un aspecto relevante de la Ley, es que cuenta con un apartado relativo a la atención de las víctimas de la violencia, en el que se determinan las obligaciones estatales en esta materia, tales como creación y adopción de programas de protección, la atención por parte del sector salud y la atención médica, psicológica, jurídica, integral, gratuita y expedita; proporcionar un refugio seguro e informar a las autoridades de los casos de violencia en centros educativos y de salud. Esta Ley establece que las Legislaturas de los Estados promuevan las reformas necesarias en la propia legislación local a fin de armonizar los contenidos de ésta a la legislación estatal. Este nivel, en la actualidad la totalidad de las entidades federativas cuentan con una Ley específica para el acceso de las mujeres a una vida libre de violencia, sin embargo, no todas son armónicas con la Legislación federal. En el Estado de Durango, México cuenta con dicha Ley que se aprobó el 14 de diciembre de 2007 y se publicó el 30 de diciembre del mismo año. Sin embargo, esta armonización de la norma nacional, a la internacional no se ha realizado en la totalidad de la legislación tanto en el ámbito nacional como en el estatal, lo cual tiene como resultado la carencia de marcos jurídicos a nivel nacional que realmente protejan y brinden herramientas para la exigibilidad de los derechos humanos de las mujeres. Es importante reconocer también que la legislación nacional aún guarda sesgos discriminatorios, androcéntricos o patriarcales contra las mujeres y que en muchas ocasiones se convierten en legislaciones que lejos de ayudarlas a transformar su realidad, les presentan instrumentos de re victimización, al invisibilizarlas y al no reflejar sus necesidades específicas.

No basta plasmar en la legislación nacional lo enunciado por los instrumentos internacionales y regionales, que obligan al Estado mexicano a su observancia, es necesario generar los mecanismos legislativos que permitan su materialización como la modificación, o derogación de leyes, reglamentos, usos y prácticas, así como las disposiciones penales que constituyan discriminación contra las mujeres.

Políticas Públicas y Violencia Contra la Mujer

El Honorable Congreso de la Unión, Cámara de Diputados LXI Legislatura (2011), reconoce a la violencia contra las mujeres como un problema social estructural y multidimensional que requiere la atención del Estado, a través de políticas públicas transversales con perspectiva de género, empezando por proponer una definición que desafiara el sentido que le daba la cultura androcéntrica a cualquier acto de denominación masculina y poner el acento en los derechos fundamentales de las mujeres: la libertad, la autonomía, la seguridad, la vida sin violencia.

En esta tónica, los instrumentos internacionales y regionales en materia de los derechos humanos de las mujeres, entre los cuales destaca la Convención sobre la eliminación de todas las formas de discriminación contra la mujer y la Convención Interamericana para prevenir, sancionar y erradicar la Violencia contra la Mujer (Belém do Pará), establecen el deber de los Estados partes de adoptar, por todos los medios apropiados y sin dilaciones, políticas orientadas a eliminar la discriminación, así como prevenir, sancionar y erradicar la violencia contra las mujeres, a fin de garantizar el ejercicio y el goce de sus derechos humanos y libertades fundamentales.

La adopción por parte del Estado mexicano, de instrumentos de carácter jurídico y político en materia de los derechos humanos de las mujeres, ha posibilitado y dado la pauta a la generación de medidas y acciones específicas de política pública.

Diversos actores sociales y agentes del Estado han impulsado en México esfuerzos e iniciativas en el ámbito de las políticas públicas, orientadas a hacer efectivo el derecho de las mujeres a una vida libre de violencia. Destaca el quehacer de las organizaciones feministas en el proceso de reconocimiento de este fenómeno como un problema social, así como su inclusión en la agenda pública nacional.

Como antecedentes importantes se citan a continuación aquellas políticas públicas creadas y puestas en marcha en México, en la última década del siglo XX e inicio del presente siglo, a través del establecimiento de instancias, programas, estrategias y acciones específicas de política pública en la materia. En 1995-2000, se creó el Programa Nacional de la Mujer (Pronam), cuyo objetivo se enfocó en la prevención y erradicación de la violencia contra las mujeres; en 1999, fue la emisión de la Norma Oficial Mexicana (nom-190-ssa1-1999) prestación de servicios de salud. Su objetivo fue establecer los criterios a observar en la atención médica y la orientación proporcionada a las y los usuarios que se encontraran involucrados en situaciones de violencia familiar; en 1999-2000, el Programa Nacional contra la Violencia Intrafamiliar (Pronavi), tuvo como objetivo instituir un sistema integral, interdisciplinario e interinstitucional de trabajo, en estrecha colaboración con la sociedad civil organizada para lograr la eliminación de la violencia intrafamiliar, con el uso de herramientas para la detección de los casos, la atención de las personas involucradas, la prevención y la evaluación de las acciones emprendidas.

El 12 de enero de 2001, se crea el Instituto Nacional de las Mujeres (Inmujeres), su antecedente fue la Comisión Nacional de la Mujer (Conmujer), el objetivo de Inmujeres fue promover y fomentar las condiciones que posibiliten la no discriminación, la igualdad de oportunidades y de trato entre los géneros, el ejercicio pleno de todos los derechos de las mujeres y su participación equitativa en la vida política, cultural, económica y social del país.

En 2001-2006 el Programa Nacional para la Igualdad de Oportunidades y No Discriminación contra las Mujeres (Proequidad), fue el programa sexenal rector en materia de equidad de género, su objetivo general fue potenciar el papel de las mujeres, mediante su participación en condiciones de igualdad con los hombres, en todas las esferas de la sociedad, y la eliminación de todas las formas de discriminación en su contra, a fin de alcanzar un desarrollo humano con calidad y equidad. Incluyó un objetivo orientado a prevenir, sancionar y erradicar la violencia contra las mujeres.

En 2002-2006 el Programa Nacional por una Vida sin Violencia, en su presentación se expuso que el programa retomaba líneas estratégicas del Proequidad, el objetivo fue contribuir a la erradicación de la violencia en la familia, mediante la creación de un sistema nacional de políticas públicas de prevención, tratamiento, información y evaluación con enfoque de género.

En 2004 se creó la Comisión para Prevenir y Erradicar la violencia contra las Mujeres en Ciudad Juárez (Comisión para Juárez o cpevmcj), adscrita a la Secretaría de Gobernación (Segob), entre sus objetivos se incluyó la promoción de la observancia de los principios del derecho internacional de los derechos humanos, así como el acceso de las víctimas a una justicia integral; analizar las condiciones políticas, jurídicas, económicas, sociales y culturales que dan lugar a la violencia contra las mujeres; además de coadyuvar en la promoción de la defensa de los derechos humanos en Ciudad Juárez, Chihuahua. Esta comisión fue sustituida en 2009 por la Comisión Nacional para Prevenir y Erradicar la Violencia contra las Mujeres (Conavim); en 2004 se crea la Fiscalía Especial para la Atención de Delitos relacionados con los homicidios de Mujeres en el municipio de Juárez, Chihuahua, en la Procuraduría General de la República (pgr), como instancia competente para la investigación y persecución de los delitos relacionados con homicidios de mujeres en Ciudad Juárez, Chihuahua. Luego en 2006, esta instancia fue sustituida por la Fiscalía Especial para la Atención de Delitos relacionados con Actos de Violencia contra las Mujeres en el País (Fevim), la cual a su vez fue sustituida en 2008 por la Fiscalía Especial para los Delitos de Violencia contra las Mujeres y Trata de Personas (Fevimtra).

Las políticas públicas en la materia de estudio, se inscriben en un andamiaje normativo en el que destaca la promulgación de la Ley General de Acceso de las Mujeres a una Vida Libre de Violencia (lgamvlv) en 2007, cuyo objetivo está enfocado a establecer la coordinación entre la Federación, las entidades federativas, el distrito Federal y los municipios para prevenir, sancionar y erradicar la violencia contra las mujeres, así como los principios y modalidades para garantizar su acceso a una vida libre de violencia, que favorezca su desarrollo y bienestar, conforme a los principios de igualdad y de no discriminación, así como para garantizar la democracia, el desarrollo integral y sustentable que fortalezca la soberanía y el régimen democrático del país.

CAPÍTULO III

Dimensión Social de la Violencia Conyugal

La dimensión social de la violencia conyugal, comprende los aspectos sociales, culturales, políticos y económicos del contexto de las familias con mujeres violentadas, como afirma Nogueiras cuando señala que las bases socioculturales de la violencia contra las mujeres nace de un sistema de relaciones de género anclado en la organización social, cultural y política, que a lo largo de la historia ha postulado que los hombres son superiores a las mujeres, tienen diferentes cualidades y han de ejercer distintos roles. Estos roles estereotipados asignaban la dominación, el poder y el control a los hombres; la sumisión, la dependencia, la aceptación indiscutible de la autoridad masculina y la obediencia de las mujeres.

La violencia contra la mujer se manifiesta de diferentes formas en nuestra sociedad, desde el plano simbólico, que establece papeles sociales y sexuales impuestos hasta la violencia física. Un hombre violento utiliza diversos patrones de comportamiento subyugando a su compañera a su voluntad, imponiendo su masculinidad, por medio de relaciones jerárquicas y desiguales. Ante esto Minayo (2006) refiere que la violencia conyugal ante todo es el reflejo de una desigualdad social, cultural, económica y política, que es perpetuada por los aparatos sociales que refuerzan ideologías sexistas, racistas y clasistas. A pesar de que todas las mujeres están en riesgo de vivir violencia en su vida, la dimensión de esta está relacionada a su estatus social, grupo étnico y condición física. La incorporación de la cuestión de género en el problema de la violencia contra la mujer es fundamental, pues es por medio de situaciones cotidianas y repetitivas que el papel femenino va siendo definido. Al destinar para la mujer un papel sumiso y pasivo, la sociedad crea espacio para la dominación masculina, donde los procesos de mutilación femenina son lentos, graduales y considerado legítimo.

De lo señalado se desprende, que la violencia conyugal es un fenómeno socio histórico, complejo, que nace de un sistema de relaciones de género anclado en la organización social, cultural, política y económica, que a lo largo de la historia ha postulado que los hombres son superiores a las mujeres, que tienen diferentes cualidades y ejercen distintos roles. Roles estereotipados que asignaban la dominación, el poder y el control a los hombres; la sumisión, la dependencia, la aceptación indiscutible de la autoridad masculina y la obediencia de las mujeres. Sin embargo, en la actualidad, en algunos sectores donde la mujer, ocupa un cargo jerárquico, tiene un trabajo remunerado, que le proporciona independencia, poder y toma de decisiones, este problema está cambiando, pero la violencia conyugal sigue oculta.

Dimensión Relacional de la Violencia Conyugal

Las relaciones y los protagonistas de la violencia conyugal según Hirigoyen (2000), hace reflexionar que a lo largo de la vida hemos encontrado estimulantes que incitan a dar lo mejor en las personas, pero también hay acontecimientos que socavan y puede terminar aniquilándola. Un individuo puede conseguir destruir a otro por un proceso de continuo y atormentado asedio moral. En algún momento determinado hemos sido testigos de ataques perversos, sea entre matrimonios, familias, o uno mismo en la vida política y social. En tanto nuestra sociedad se muestra ciega ante esta forma de violencia indirecta. El denominador común de las situaciones de violencia que se vive en los matrimonios y en las familias es que es invisible: las mismas victimas reconocen su sufrimiento, no se atreven a imaginar que verdaderamente haya violencia y agresión. Cuando se atreven se quejan de que suceda, ella tiene siempre la sensación de describirlo mal, y por tanto, de no ser comprendida.

Se determinó utilizar términos de *agresor* y *agredido* porque se trata de una violencia declarada, incluso cuando oculta, tiende a dirigir su ataque a la identidad del otro y a la de ella extraer toda individualidad. Es un proceso real de destrucción moral, que puede llevar a la enfermedad mental o al suicidio. Se mantendrá la denominación de *perverso,* porque ella refiere claramente la noción de abuso, como se da en todos los perversos. Pequeños actos perversos son tan comunes que parecen normales. Comienzan con una simple falta de respeto, una mentira o una manipulación, que se pueden transformar progresivamente en conductas perversas ofensivas, que tienen consecuencias graves sobre la salud psicológica de las víctimas. No teniendo la certeza de que serán comprendidas, se callan y sufren en silencio.

Esta destrucción moral siempre ha existido en las familias, donde permanece oculta, algunas se han revelado e intentaran abrir procesos y el fenómeno comienza a ser llevado a los medios o a la propia sociedad a cuestionarlo. Cada palabra, cada alusión tiene importancia. Cada detalle es considerado insólito, parece insignificante, mas en su conjunto que cría un proceso destructivo. La víctima es envuelta en ese juego mortífero y puede, a la vez, reaccionar de manera perversa, pues ese modo de relación puede ser utilizado por cualquiera de las víctimas como un mecanismo de defensa.

CAPÍTULO IV

Bases Para la Consejería en Enfermería

La consejería en enfermería, entendiéndola como una de las prácticas del ejercicio profesional de salud y de la enfermería en particular, es muy coherente para el cuidado de las personas en general, así como para las personas con problemas sociales como es la violencia conyugal contra la mujer; por tanto, se entiende que la consejería en enfermería debe estar relacionada con la promoción de la salud y la prevención de la violencia conyugal, con una intervención interdisciplinaria e intersectorial, con intervención del Estado a través de políticas públicas que reconsideren la inequidad social, cultural, económica y de género, que favorecerá positivamente la disminución de la violencia conyugal.

Además, porque la consejería en enfermería es un proceso de intercambio y de apoyo cara a cara, donde los sentimientos, pensamientos y actitudes del aconsejado se expresan, se exploran y se clarifican con el fin que tome decisiones sobre su comportamiento en relación a una problemática. Siendo una de las cuestiones fundamentales en la consejería el respeto a la autonomía y poder de decisión del sujeto, implicando el reconocimiento del derecho de estos sujetos a ser informados, incluyendo la resolución de dudas, la exclusión de juicios críticos e información necesaria sobre los servicios propios, las decisiones sobre la salud que compiten en forma libre y responsable a los hombres y mujeres que son sujetos de entendimiento.

La enfermera tiene un papel preponderante como agente de salud, pues está más cerca de la persona y es un canal de información, es mediadora de conflictos debido a que sus cuidados se dirigen y se enfocan en las dificultades, obstáculos y problemas presentes en el vivir cotidiano de las personas que requieren de este cuidado, por tanto la consejería en enfermería representa una medida de negociación, que permita el diálogo entre los involucrados. La consejería en enfermería pertenece al orden ético y político, por tanto la enfermera actúa con responsabilidad y competencia profesional, manteniendo la confidencialidad del ser humano en su cuidado.

Para Figueiredo (1999), cuidar/cuidado es un acto libertador que representa la esencia de la realidad de la enfermera, porque la propia acción humana va más allá de la libertad, de dar cabida a las emociones En esencia, quien ejerce la enfermería presta cuidados de preservación, conservación y de manutención de la vida. El profesional de salud es participe de una relación dialéctica, donde el cuidar de los otros también representa su propio y constante cambio. El entendimiento de la consejería a partir de este enfoque es relevante para el caso específico de la mujer víctima de la violencia conyugal, con la perspectiva de género para analizar y formular fundamentos para el cuidado de enfermería en la consejería a la mujer y a su familia, sujetos del cuidado de enfermería.

Para realizar la práctica de consejería con las mujeres que sufren violencia conyugal en forma consciente debe tener amplio conocimiento sobre la naturaleza de la opresión de las mujeres y hombres, sus concepciones, relaciones y protagonistas de la violencia, discutir los estereotipos culturales, sensibilización y capacitación que proporcionen un respaldo a la enfermera (o) para explorar y trabajar sus sentimientos y reacciones, para el fortalecimiento de su autoestima y ofrecer ayuda profesional en forma eficaz y eficiente.

Así mismo, las intervenciones de enfermería en la consejería a través de sus acciones, deben de tener un alto grado de sensibilidad humana, entendiendo que la mujer víctima de la violencia conyugal está viviendo una experiencia única, formula reflexiones sobre lo vivido, liberando su pensamiento crítico, determinando el significado atribuido a ellos, realizando un balance de su vida. Por tal motivo, la consejería reflexiva con un nuevo enfoque redefine el papel del/a consejero/a y el énfasis recae en la sensibilidad, en las vivencias emocionales de la aconsejada y en la capacidad de emitir respuestas que expresen su sensibilidad, así que, el perfil adecuado del/a consejero/a es constituido por cualidades como intereses, comprensión, empatía, ética, y calor humano, fundamentales en una relación de ayuda. La consejería es caracterizada de un lado por un conjunto de acciones y relaciones dialécticas o de atención que tenga sentido de integralidad, sensibilidad, reflexibilidad e interdisciplinariedad, y por otro lado, respecto a los principios de autodeterminación, respeto, confidencialidad, privacidad y una atención individualizada.

Es en este sentido que se recurre a la Ley general de acceso de las mujeres a una vida libre de violencia, la cual fue publicada en el Diario Oficial de la Federación (DOF), el 1 de febrero de 2007. Según el Honorable Congreso de la Unión Cámara de Diputados LXI Legislatura (2011), su promulgación reflejo la formalización del trabajo institucional que diversas instancias venían realizando a fin de prevenir, sancionar y erradicar la violencia contra las mujeres, considerada como un grave obstáculo tanto para el efectivo goce y ejercicio de sus derechos fundamentales, como para su desarrollo en los diversos ámbitos. Un aspecto relevante de la Ley, es que cuenta con un apartado relativo a la atención a víctimas de la violencia, en el que se determinan las obligaciones estatales en esta materia, tales como creación y adopción de programas de protección, la atención por parte del sector salud y la atención médica, psicológica, jurídica, integral, gratuita y expedita, proporcionar un refugio seguro e informar a las autoridades de los casos de violencia en centros educativos y de salud. La Ley establece que las Legislaturas de los Estados promuevan las reformas necesarias en la propia legislación local a fin de armonizar los contenidos de esta a la Legislación estatal. A nivel estatal en la actualidad la totalidad de las entidades federativas cuentan con una Ley específica para el Acceso de las Mujeres a una Vida Libre de Violencia, sin embargo, no todas son armónicas con la Legislación federal. En el Estado de Durango, México cuenta con dicha Ley que se aprobó el 14 de diciembre de 2007 y se publicó el 30 de diciembre del mismo año.

La violencia conyugal contra la mujer suele acrecentar el entendimiento de las cuestiones sociales y culturales existentes entre los sexos masculino y femenino, que se traduce en desigualdades económicas y políticas, colocando a las mujeres en posición inferior a la de los hombres en las diferentes áreas de la vida humana.

En este sentido, la práctica de enfermería en el cuidado a la mujer debe proporcionar para las enfermeras un sentido de defensa de la seguridad de la persona humana y de la dignidad de las mujeres afectadas, tal como está definido constitucionalmente y analizado en una perspectiva de género, debe intentar establecer una relación terapéutica de libertad y de rescate de la autoconfianza y autoestima como aspectos fundamentales para la toma de decisiones por las propias mujeres afectadas.

La violencia en este enfoque implica reconocer que la mujer en situación de violencia conyugal no puede, en ningún momento, ser víctima de otros tipos de violencia como la impuesta por los profesionales o las instituciones de ayuda (policías, judiciales, y de la salud) independientemente de sus creencias, condición socioeconómica, etc. Los profesionales de la salud y en especial la enfermera, debe tener como referencia a enfermería como una profesión en desarrollo, una práctica social aplicada y una cuestión política en construcción-desconstrucción-construcción de la realidad donde está inserta.

Diagnósticos de Enfermería en Mujeres Víctimas de Violencia en el Noviazgo y/o Conyugal

PATRON AFRONTAMIENTO – TOLERANCIA DEL ESTRÉS
DOMINIO 01: PROMOCION DE LA SALUD
DIAGNOSTICO. Tendencia a adoptar conductas de riesgo para salud (00188)
Def. Deterioro de la capacidad para modificar el estilo de vida o las conductas de forma que mejore el estadío de salud.

NIC	

INTERVENCIONES

ESTABLECIMIENTO DE OBJETIVOS COMUNES 4410
Acciones:
- 441001 Fomentar la identificación de valores vitales específicos.
- 441002 Ayudar al paciente y a sus allegados a desarrollar expectativas realistas de ellos mismos en el desempeño de sus papeles.
- 441004 Animar al paciente a identificar sus propios puntos fuertes y habilidades.
- 441010 Reconocer el valor y el sistema de creencias del paciente al establecer los objetivos.
- 441012 Evitar imponer valores personales al paciente al determinar los objetivos.

MEJORA DE LA AUTOCONFIANZA 5395
Acciones:
- 539504 Identificar los obstáculos al cambio de conducta.
- 539505 Proporcionar información sobre la conducta deseada.
- 539507 Reforzar la confianza al hacer cambios de conducta y emprender la acción.

APOYO EN LA TOMA DE DECISIONES 5250
Acciones:
- 525003 Ayudar al paciente a identificar las ventajas e inconvenientes de cada alternativa.
- 525004 Establecer comunicación con el paciente al principio de su ingreso.
- 525008 Familiarizarse con la política y los procedimientos del centro.

FACILITAR LA AUTORESPONSABILIDAD 4480
Acciones:
- 448004 Fomentar la verbalización de sentimientos, percepciones y miedos por asumir la responsabilidad.
- 448007 Comentar las consecuencias de no asumir las responsabilidades propias.
- 448009 Establecer límites sobre las conductas manipuladoras.
- 448018 Proporcionar una retroalimentación positiva a la aceptación de un cambio de conducta.

MEJORAR EL AFRONTAMIENTO 5230
Acciones:
- 523005 Ayudar al paciente a resolver los problemas de forma constructiva.
- 523007 Valorar el impacto de la situación vital del paciente en los papeles y en las relaciones.
- 523011 Utilizar un enfoque sereno, tranquilizador.
- 523018 Evaluar la capacidad del paciente para tomar decisiones.
- 523020 Desalentar la toma de decisiones cuando el paciente se encuentre bajo un fuerte estrés.

PATRON PERCEPCION – MANEJO DE LA SALUD
DOMINIO 01: PROMOCION DE LA SALUD
<u>DIAGNOSTICO. Gestión ineficaz de la propia salud (00078)</u>
Def. Patrón de regulación e integración en la vida diaria de un régimen terapéutico para el tratamiento de la enfermedad y sus secuelas que no es adecuado para alcanzar los objetivos de salud específicos.

NIC	

INTERVENCIONES

APOYO EMOCIONAL 5270
Acciones:
- 527001 Comentar la experiencia emocional con el paciente.
- 527003 Realizar afirmaciones empáticas o de apoyo.
- 527006 Ayudar al paciente a reconocer sentimientos tales como ansiedad, ira o tristeza.
- 527008 Comentar las consecuencias de no abordar los sentimientos de ira o vergüenza.
- 527013 Favorecer la conversación o el llanto con medio de disminuir la respuesta emocional.
- 527014 Permanecer con el paciente y proporcionar sentimientos de seguridad durante los periodos de más ansiedad.

INTERVENCION EN CASO DE CRISIS 6160
Acciones:
- 616002 Determinar si el paciente presenta riesgo de seguridad para sí mismo o para otros.
- 616003 Instaurar las precauciones necesarias para salvaguardar al paciente u otras personas con riesgo de lesiones físicas.
- 616004 Favorecer la expresión de sentimientos de una forma no destructiva.
- 616009 Ayudar a la identificación de sistemas de apoyo disponibles.
- 616012 Ayudar en la identificación de actuaciones alternativas para resolver la crisis.
- 616017 Planificar con el paciente la forma en que pueden utilizarse las habilidades de afrontamiento adaptativas para tratar crisis en el futuro.
- 616019 proporcionar un refugio seguro.

DERIVACION 8100
Acciones:
- 810003 Determinar la recomendación de los profesionales sanitarios para la remisión, según corresponda.
- 810004 Establecer los cuidados necesarios.
- 810007 Evaluar los puntos fuertes y débiles de la familia/allegados en la responsabilidad de los cuidados.
- 810013 Ponerse en contacto con el centro/cuidador correspondiente.
- 810015 Disponer el modo de trasporte.

FOMENTAR LA IMPLICACION FAMILIA 7110
Acciones:
- 711002 Identificar la capacidad de los miembros de la familia para implicarse en el cuidado del paciente.
- 711004 Identificar los déficits de autocuidado del paciente.
- 711009 Observar la estructura familiar y sus roles.
- 711015 Identificar otros factores estresantes situacionales para los miembros de la familia.
- 711028 Proporcionar el apoyo necesario para que la familia tome decisiones informadas.

PATRON PERCEPCION – MANEJO DE LA SALUD
DOMINIO 01: PROMOCION DE LA SALUD
DIAGNOSTICO. Disposición para mejorar la gestión de la propia salud (00162)
Def. Patrón de regulación e integración en la vida cotidiana de un régimen terapéutico para el tratamiento de la enfermedad y sus secuelas que es suficiente para alcanzar los objetivos relacionados con la salud y que puede ser reforzado.

NIC	

INTERVENCIONES

AYUDA EN LA MODIFICACION DE SI MISMO 4470
Acciones:
- 447003 Ayudar al paciente e identificar una meta de cambio específica.
- 447008 Identificar con el paciente las estrategias más efectivas para el cambio de conducta.
- 447012 Animar al paciente a identificar refuerzos/recompensas adecuadas, que tengan sentido.
- 447018 Favorecer que el paciente pase a confiar sobre todo en la autoafirmación en lugar de hacerlo en las recompensas de la familia o el cuidador.
- 447025 Ayudar al paciente a identificar incluso los éxitos más pequeños.

MEJORAR LA CONFIANZA 5395
Acciones:
- 539501 Explorar la percepción del individuo de su capacidad de desarrollar la conducta deseada.
- 539504 Identificar los obstáculos al cambio de conducta.
- 539507 Reforzar la confianza al hacer cambio de conducta y emprender la acción.
- 539512 Proporcionar refuerzo positivo y apoyo emocional durante el proceso de aprendizaje y durante la implementación de la conducta.
- 539515 Fomentar la interacción con otros individuos que consiguen cambiar su conducta de éxito (p. ej., participación en un grupo de apoyo o formación en grupo).
- 539516 Preparar al individuo para los estados fisiológicos y emocionales que pueda experimentar durante los intentos iniciales del desarrollo de una nueva conducta.

VIGILANCIA 6650
Acciones:
- 665016 Observar la capacidad del paciente para realizar las actividades de autocuidado.
- 665017 Comprobar el estado neurológico.
- 665018 Vigilar los atrones conductuales.
- 665020 Controlar el estado emocional.
- 665026 Controlar los cambios en los atrones de sueño.
- 665040 Facilitar la administración de servicios interdisciplinarios (servicios pastorales, audiología, etc.), según corresponda.
- 665046 Proporcionar un entorno adecuado para lograr los resultados deseados del paciente (p. ej., asignar una enfermera con una competencia adaptada a las necesidades del paciente, proporcionar la proporción enfermeras/paciente necesaria, proporcionar el personal auxiliar adecuado, garantizar la continuidad de los cuidados).

POTENCIACION DE LA AUTOESTIMA 5400
Acciones:
- 540003 Determinar la confianza del paciente en su propio criterio.
- 540006 Reafirmar los puntos fuertes personales que identifique el paciente.
- 540012 Ayudar a establecer objetivos realistas para conseguir una autoestima más alta.

PATRON PERCEPCION – MANEJO DE LA SALUD
DOMINIO 01: PROMOCION DE LA SALUD
<u>**DIAGNOSTICO. Gestión ineficaz del régimen terapéutico familiar (00080)**</u>
Def. Patrón de regulación e integración en los procesos familiares de un programa para el tratamiento de la enfermedad y de sus secuelas que no es adecuado para alcanzar los objetivos de salud específicos

NIC

INTERVENCIONES

FOMENTAR LA IMPLICACION FAMILIAR 7110
Acciones:
- 711001 Establecer una relación personal con el paciente y los miembros de la familia que estará implicados con el cuidado.
- 711004 Identificar los déficits de autocuidado del paciente.
- 711009 Observar la estructura familiar y sus roles.
- 711015 Identificar otros factores estresantes situacionales para los miembros de la familia.
- 711019 Reconocer y respetar los mecanismos de afrontamiento utilizados por la familia.
- 711023 Animar a los miembros de la familia a mantener relaciones familiares, según cada caso.
- 711026 Crear una cultura de flexibilidad para la familia.
- 711027 Anticipar e identificar las necesidades de la familia.
- 711028 Proporcionar el apoyo necesario para que la familia tome decisiones informadas.

APOYO A LA FAMILIA 7140
Acciones:
- 714001 Asegurar a la familia que al paciente se le brindan los mejores cuidados posibles.
- 714011 Proporcionar ayuda para cubrir las necesidades básicas de la familia, como techo, comida y vestimenta.
- 714027 Actuar en defensa de la familia, según corresponda.
- 714034 Remitir a terapia familiar, si está indicado.
- 714035 Informar a la familia sobre cómo ponerse de contacto con el personal de enfermería.
-
APOYO EN LA PROTECCION CONTRA ABUSOS 6400
Acciones:
- 640001 Identificar al adulto con un historial de infancia infeliz asociada con abusos, rechazo, exceso de crítica, o sentimientos de inutilidad y falta de amor cuando fue niño.
- 640006 Identificar si el adulto con riesgos tiene amigos íntimos o familia disponible para ayudar con los niños cuando sea necesario.
- 640010 Identificar las situaciones de crisis que puedan desencadenar los abusos, tales como pobreza, desempleo, divorcio o muerte de un ser querido.
- 640013 Escuchar las explicaciones sobre la forma en que se produjeron la enfermedad o las lesiones.
- 640031 Ayudar a las familias a identificar las estrategias que se deben seguir en situaciones de estrés.

PATRON PERCEPCION – MANEJO DE LA SALUD
DOMINIO 01: PROMOCION DE LA SALUD
DIAGNOSTICO. Mantenimiento ineficaz de la salud (00099)
Def. Incapacidad para identificar, manejar o buscar ayuda para mantener la salud.

NIC	

INTERVENCIONES

AUMENTAR LOS SISTEMAS DE APOYO 5440
Acciones:
- 544001 Calcular la respuesta psicológica a la situación y la disponibilidad del sistema de apoyo.
- 544007 Observar la situación familiar actual y la red de apoyo.

MEJORA DE LA AUTOCONFIANZA 5395
Acciones:
- 539501 Explorar la percepción del individuo de su capacidad de desarrollar la conducta deseada.
- 539504 Identificar los obstáculos al cambio de conducta.
- 539507 Reforzar la confianza al hacer cambios de conducta y emprender la acción.
- 539512 Proporcionar refuerzo positivo y apoyo emocional durante el proceso de aprendizaje y durante la implementación de la conducta.
- 539516 Preparar al individuo para los estados fisiológicos y emocionales que puede experimentar durante los intentos iniciales de desarrollo de la nueva conducta.

APOYO EN LA TOMA DE DECISIONES 5250
Acciones:
- 525003 Ayudar al paciente a identificar las ventajas e inconvenientes de cada alternativa.
- 525004 Establecer comunicación con el paciente al principio de su ingreso.
- 525008 Familiarizarse con la política y los procedimientos del centro.

ASESORAMIENTO 5240
Acciones:
- 524001 Establecer una relación terapéutica basada en la confianza y el respeto.
- 524002 Demostrar empatía, calidez y sinceridad.
- 544005 Disponer la intimidad y asegurar la confidencialidad.
- 524007 Favorecer la expresión de sentimientos.
- 524009 Practicar técnicas de reflexión y clarificación para facilitar la expresión de preocupaciones.
- 524014 Verbalizar la discrepancia entre los sentimientos y conducta del paciente.
- 524017 Ayudar al paciente a que identifique sus puntos fuertes y reforzarlos.
- 524021 Desaconsejar la toma de decisiones cuando el paciente se encuentre bajo mucho estrés, cuando se necesario.

FACILITAR LA AUTORESPONSABILIDAD 4480
Acciones:
- 448004 Fomentar la verbalización de sentimientos, percepciones y miedos por asumir la responsabilidad.
- 448007 Comentar las consecuencias de no asumir las responsabilidades propias.
- 448009 Establecer límites sobre las conductas manipuladoras.
- 448018 Proporcionar una retroalimentación positiva a la aceptación de un cambio de conducta.

PATRON PERCEPCION – MANEJO DE LA SALUD
DOMINIO 01: PROMOCION DE LA SALUD
<u>DIAGNOSTICO. Protección ineficaz (00043)</u>
Def. Disminución de la capacidad para autoprotegerse de amenazas internas y externas como enfermedades o lesiones.

NIC	
INTERVENCIONES	

MEJORAR EL AFRONTAMIENTO
Acciones:
- 523005 Ayudar al paciente a resolver los problemas de forma constructiva.
- 523007 Valorar el impacto de la situación vital del paciente en los papeles y en las relaciones.
- 523011 Utilizar un enfoque sereno, tranquilizador.
- 523018 Evaluar la capacidad del paciente para tomar decisiones.
- 523020 Desalentar la toma de decisiones cuando el paciente se encuentre bajo un suerte estrés.

TRATAMIENTO DEL CONSUMO DE SUSTANCIAS NOCIVAS 4510
Acciones:
- 451007 Animar o alabar los esfuerzos del paciente para aceptar la responsabilidad de la disfunción y tratamiento relacionados con el consumo de sustancias.
- 451011 Proporcionar terapia (p. ej., la terapia cognitiva, terapia motivacional, orientación, apoyo familiar, terapia familiar o un enfoque de esfuerzo comunitario para adolescentes), según este indicado.
- 451013 Animar a los pacientes a participar en el programa de auto ayuda durante y después del tratamiento
- 451014 Comentar la importancia del consumo de sustancias, identificando objetivo del tratamiento más adecuado.
- 451016 Instruir a los pacientes sobre las técnicas del manejo de estrés (p. ej., ejercicio, meditación y terapias de meditación).
- 451017 Ayudar a los pacientes a desarrollar mecanismos de afrontamiento eficaces saludables.
- 451028 Desarrollara un plan para la prevención de la recaída (p. ej., contrato, identificación de recursos para diversa necesidades en situación de estrés, e identificar actividades de promoción de la salud que tengan en cuenta el consumo de sustancias).
- 451031 Derivar al paciente a los servicios necesarios.

PATRON PERCEPCION – MANEJO DE LA SALUD
DOMINIO 01: PROMOCION DE LA SALUD
<u>**DIAGNOSTICO. Salud deficiente de la comunidad (00215)**</u>
Def. Presencia de uno o más problemas de salud o factores que impiden o aumentan el riesgo de problemas de salud que experimenta un grupo.

NIC	

INTERVENCIONES

FOMENTAR LA SALUD DE LA COMUNIDAD 8500
Acciones:
- 850003 Ayudar a los miembros de la comunidad a tomar conciencia de los problemas y de los intereses sanitaros.
- 850007 Aumentar las redes de apoyo a la comunidad.
- 850009 Mantener una comunicación abierta con los miembros y sus instituciones.
- 850013 Desarrollar estrategias para el manejo de conflictos.
- 850014 Unir a los miembros de la comunidad mediante una misión común.

VIGILANCIA: COMUNIDAD 6652
Acciones:
- 665206 Seguimientos de los informes de instituciones adecuadas para asegurar la exactitud y la utilidad de la información.
- 665208 Participará en el desarrollo de programas (p. ej., enseñanzas, elaboración de políticas, grupos de presión), según estén asociados con la recogida y la notificación.
- 665209 Utilizar informes para reconocer la necesidad de recogida, análisis e interpretación de datos adicionales.

IDENTIFICACION DE RIESGOS 6610
Acciones:
- 661003 Determinar la disponibilidad y calidad de recursos (p. ej., psicológicos, económicos, nivel educativo, familia y otros recurso sociales, y comunidad).
- 660106 Identificar las estrategias de afrontamiento típicas.
- 661012 Instruir sobre los factores de riesgo y planificar la reducción del riesgo.
- 661013 Fijar objetivos mutuos, si procede.
- 661014 Considerar los criterios útiles para priorizar las áreas de reducción de riesgos (p.ej., nivel de concienciación, y de motivación, eficiencia, coste, viabilidad, preferencia, equidad, estigmatización y gravedad de los resultados si no se modifican los riesgos).

PATRON ELIMINACION
DOMINIO 03: ELIMINACION – INTERCAMBIO
<u>**DIAGNOSTICO. Estreñimiento (00011)**</u>
Def. Disminución de la frecuencia normal de la defecación acompañada de eliminación dificultosa o incompleta de heces y/o eliminación de heces excesivamente duras y secas

NIC	

INTERVENCIONES
CONTROL INTESTINAL 0430
Acciones:
- 43002 Monitorizar las defecaciones, incluyendo la frecuencia, consistencia, forma, volumen y color, según corresponda.
- 43003 Monitorizar los sonidos intestinales.
- 43006 Monitorizar los signos y síntomas de diarrea, estreñimiento e impactacion.
- 43009 Enseñar al paciente los alimentos específicos que ayudan a conseguir un ritmo intestinal adecuado.
- 43011 Administrar supositorios de glicerina.
- 43013 Disminuir la ingesta de alimentos flatulentos, según corresponda.
- 43014 Instruir al paciente sobre los alimentos de alto contenido en fibras, según corresponda.

MANEJO DEL ESTREÑIMIENTO/ IMPACTACION FECAL 0450
Acciones:
- 45001 Vigilar la aparición de signos y síntomas de estreñimiento.
- 45003 comprobar las defecaciones, incluyendo frecuencia, consistencia, forma, volumen y color, según corresponda.
- 45004 Vigilar la presencia de peristaltismo.
- 45007 Explicar la etiología del problema y las razones de las actuaciones.
- 45008 Identificar los factores (medicamentos, reposo en cama y dieta) que pueden ser causa del estreñimiento o que contribuyan al mismo.
- 45010 Fomentar el aumento de la ingesta de líquidos, a menos que este contraindicado.
- 45014 Instruir al paciente/familia sobre la relación entre dieta, ejercicio y la ingesta de líquidos para el estreñimiento/impactacion fecal.
- 45019 Uso de laxantes, ablandores de heces, según corresponda.
- 45020 Informar al paciente acerca del procedimiento de la desimpactacion, si fuera necesario.
- 45021 Extraer la impactacion fecal manualmente, si fuera necesario.
- 45022 Administrar enema o la irrigación, cuando proceda.

DISMINUCION DE LA ANSIEDAD 5820
Acciones:
- 582006 Permanecer con el paciente para promover la seguridad y reducir el miedo.
- 582014 Crear un ambiente que facilite la confianza.
- 582015 Animar la manifestación de sentimientos, percepciones y miedos.
- 582022 Determinar la capacidad de toma de decisiones del paciente.
- 582024 Administrar medicamentos que reduzcan la ansiedad, según corresponda.
- 582025 Observar si hay signos verbales y no verbales de ansiedad.

PATRON ELIMINACION
DOMINIO 03: ELIMINACION – INTERCAMBIO
DIAGNOSTICO. Riesgo de estreñimiento (00015)
Def. Riesgo de sufrir una disminución en la frecuencia normal de la defecación, acompañada de eliminación dificultosa o incompleta de heces y/o eliminación de heces excesivamente duras y secas

NIC	

INTERVENCIONES
MANEJO DEL ESTREÑIMIENTO/ IMPACTACION FECAL 0450
Acciones:
- 45001 Vigilar la aparición de signos y síntomas de estreñimiento.
- 45003 Comprobar las defecaciones, incluyendo frecuencia, consistencia, forma, volumen y color, según corresponda.
- 45004 Vigilar la presencia de peristaltismo.
- 45007 Explicar la etiología del problema y las razones de las actuaciones.
- 45008 Identificar los factores (medicamentos, reposo en cama y dieta) que pueden ser causa del estreñimiento o que contribuyan al mismo.
- 45010 Fomentar el aumento de la ingesta de líquidos, a menos que este contraindicado.
- 45014 Instruir al paciente/familia sobre la relación entre dieta, ejercicio y la ingesta de líquidos para el estreñimiento/impactacion fecal.
- 45019 Uso de laxantes, ablandores de heces, según corresponda.
- 45020 Informar al paciente acerca del procedimiento de la desimpactacion, si fuera necesario.
- 45021 Extraer la impactacion fecal manualmente, si fuera necesario.
- 45022 Administrar enema o la irrigación, cuando proceda.

ASESORAMIENTO PROFESIONAL 5246
Acciones:
- 524603 Determinar la ingesta y los hábitos alimentarios del paciente.
- 524607 Proporcionar información, si es necesario, acerca de las necesidades de modificación de la dieta por razones de salud: pérdida de peso, ganancia de peso, restricción del sodio, reducción del colesterol, restricción de líquidos, etc.
- 524610 Determinar el conocimiento por parte del paciente de los cuatro grupos alimenticios básicos asi como la percepción de la modificación necesaria de la dieta.

CONTROL DEL ESTADO DE ANIMO 5330
Acciones:
- 533001 Evaluar el estado de ánimo (signos, síntomas, antecedentes personales) inicialmente y con regularidad, a medida que progresa el tratamiento.
- 533007 Ajustar o interrumpir las medicaciones que pueden contribuir a las alteraciones del estado de ánimo (por prescripción adecuada de enfermeras tituladas con experiencia).
- 533010 Ayudar con los autocuidados, si es necesario.
- 533011 Vigilar el estado físico del paciente (peso corporal e hidratación).
- 533015 Proporcionar oportunidades de actividad física (caminar, montar en bicicleta estática).

PATRON SUEÑO – REPOSO
DOMINIO 04: ACTIVIDAD – REPOSO
DIAGNOSTICO. Insomnio (00095)
Def. Trastorno de la cantidad y calidad del sueño que deteriora el funcionamiento.

NIC

INTERVENCIONES

CONTROL DEL ESTADO DE ANIMO 5330
Acciones:
- 533001 Evaluar el estado de ánimo (signos, síntomas, antecedentes personales) inicialmente y con regularidad, a medida que progresa el tratamiento.
- 533003 Determinar si el paciente supone un riesgo para la seguridad de sí mismo y de las demás.
- 533004 Considerar la posibilidad de hospitalización del paciente con alteraciones del estado de ánimo que plantea riesgos para la seguridad, que es incapaz de satisfacer las necesidades de autocuidados y/o carece de apoyo social.
- 533005 Poner en práctica las precauciones necesarias para salvaguardar al paciente y a los que le rodean de riesgo de daños físicos (suicidio, autolesiones, fugas, violencia).
- 533013 Ayudar al paciente a mantener un ciclo normal de sueño/vigilia tiempos de reposo programados, técnicas de relajación y limitación de cafeína y medicamentos sedantes.

MEJORAR EL SUEÑO 1850
Acciones:
- 185001 Determinar el patrón de sueño/vigilia del paciente.
- 185003 Explicar la importancia de un sueño adecuado durante el embarazo, la enfermedad, situaciones de estrés psicosocial, etc.
- 185006 Comprobar el patrón de sueño y observar las circunstancias físicas (apnea del sueño, vías aéreas obstruidas, dolor/molestias y frecuencia urinaria) y/o psicológicas (miedo o ansiedad) que interrumpen el sueño.
- 185007 Enseñar al paciente a controlar los patrones de sueño.
- 185012 Ayudar a eliminar las situaciones estresantes antes de irse a la cama.
- 185017 Iniciar/llevar a cabo medidas agradables: masajes, colocación contacto afectuoso.
- 185026 Comentar con el paciente y la familia técnicas para favorecer el sueño.

DISMINUCION DE LA ANSIEDAD 5820
Acciones:
- 582006 Permanecer con el paciente para promover la seguridad y reducir el miedo.
- 582014 Crear un ambiente que facilite la confianza.
- 582015 Animar la manifestación de sentimientos, percepciones y miedos.
- 582022 Determinar la capacidad de toma de decisiones del paciente.
- 582024 Administrar medicamentos que reduzcan la ansiedad, según corresponda.
- 582025 Observar si hay signos verbales y no verbales de ansiedad.

PATRON SUEÑO – REPOSO
DOMINIO 04: ACTIVIDAD – REPOSO
DIAGNOSTICO. Trastorno del patrón del sueño (00198)
Def. Interrupciones durante un tiempo limitado de la cantidad y calidad del sueño debido a factores externos.

NIC	

INTERVENCIONES

MEJORAR EL SUEÑO 1850

Acciones:

- 185001 Determinar el patrón de sueño/vigilia del paciente.
- 185003 Explicar la importancia de un sueño adecuado durante el embarazo, la enfermedad, situaciones de estrés psicosocial, etc.
- 185006 Comprobar el patrón de sueño y observar las circunstancias físicas (apnea del sueño, vías aéreas obstruidas, dolor/molestias y frecuencia urinaria) y/o psicológicas (miedo o ansiedad) que interrumpen el sueño.
- 185007 Enseñar al paciente a controlar los patrones de sueño.
- 185012 Ayudar a eliminar las situaciones estresantes antes de irse a la cama.
- 185017 Iniciar/llevar a cabo medidas agradables: masajes, colocación contacto afectuoso.
- 185026 Comentar con el paciente y la familia técnicas para favorecer el sueño.

DISMINUCION DE LA ANSIEDAD 5820

Acciones:

- 582006 Permanecer con el paciente para promover la seguridad y reducir el miedo.
- 582014 Crear un ambiente que facilite la confianza.
- 582015 Animar la manifestación de sentimientos, percepciones y miedos.
- 582022 Determinar la capacidad de toma de decisiones del paciente.
- 582024 Administrar medicamentos que reduzcan la ansiedad, según corresponda.
- 582025 Observar si hay signos verbales y no verbales de ansiedad.

PATRON SUEÑO – REPOSO
DOMINIO 04: ACTIVIDAD – REPOSO
DIAGNOSTICO. Depravación del sueño (00096)
Def. Periodo de tiempos prolongados sin sueño (suspensión periódica, naturalmente sostenida, de relativa inconciencia).

NIC	

INTERVENCIONES
MEJORAR EL SUEÑO 1850
Acciones:
- 185001 Determinar el patrón de sueño/vigilia del paciente.
- 185003 Explicar la importancia de un sueño adecuado durante el embarazo, la enfermedad, situaciones de estrés psicosocial, etc.
- 185006 Comprobar el patrón de sueño y observar las circunstancias físicas (apnea del sueño, vías aéreas obstruidas, dolor/molestias y frecuencia urinaria) y/o psicológicas (miedo o ansiedad) que interrumpen el sueño.
- 185007 Enseñar al paciente a controlar los patrones de sueño.
- 185012 Ayudar a eliminar las situaciones estresantes antes de irse a la cama.
- 185017 Iniciar/llevar a cabo medidas agradables: masajes, colocación contacto afectuoso.
- 185026 Comentar con el paciente y la familia técnicas para favorecer el sueño.

DISMINUCION DE LA ANSIEDAD 5820
Acciones:
- 582006 Permanecer con el paciente para promover la seguridad y reducir el miedo.
- 582014 Crear un ambiente que facilite la confianza.
- 582015 Animar la manifestación de sentimientos, percepciones y miedos.
- 582022 Determinar la capacidad de toma de decisiones del paciente.
- 582024 Administrar medicamentos que reduzcan la ansiedad, según corresponda.
- 582025 Observar si hay signos verbales y no verbales de ansiedad.

TERAPIA DE RELAJACION 6040
Acciones:
- 604001 Explicar el fundamento de la relajación y sus beneficios, límites y tipos de relajación disponibles (música, meditación, respiración rítmica, relajación mandibular y relajación muscular progresiva).
- 604005 Ofrecer una descripción detallada de la intervención de relajación elegida.
- 604021 Utilizar la relajación como estrategia complementaria junto a los analgésicos o con otras medidas, si procede.

PATRON ACTIVIDAD – EJERCICIO
DOMINIO 04: ACTIVIDAD – REPOSO
DIAGNOSTICO. Perturbación del campo de energía (00050)
Def. Desorganización del flujo de energía que rodea a una persona lo que ocasiona una falta de armonía del cuerpo, la mente y/o el espíritu.

NIC	

INTERVENCIONES
TACTO TERAPEUTICO 5465
Acciones:
- 546501 Crear un ambiente cómodo y sin distracciones.
- 546504 Aconsejar al paciente que haga preguntas siempre que surjan.
- 546505 Colocar al paciente en una posición cómoda en sedentación o en decúbito supino-
- 546506 Centrar el yo concentrando la consciencia en el yo interior.
- 546508 Colocar las manos con las palmas hacia los pacientes a 8-13 cm de su cuerpo.
- 546509 Comenzar una evaluación de 1-2 min. Moviendo las manos poco a poco y de una manera constante durante toda la superficie del paciente como sea posible, de la cabeza a los pies y de delante hacia atrás.
- 546510 Mover las manos con movimientos muy suaves y hacia abajo a través del campo de energía del paciente, pensando en él como en un todo unitario y facilitando un flujo de energía abierto y equilibrado.
- 546511 Tomar nota del patrón global del flujo de energía, en especial en las áreas alteradas por congestión o desigualdad, que pueden percibirse a través de indicios muy sutiles en las manos, por ejemplo un cambio de temperatura, hormigueo u otras sensaciones sutiles de movimiento.
- 546512 Centrar la atención en facilitar la simetría y la curación de las zonas alteradas.
- 546514 Terminar cuando se considere que se ha logrado el grado apropiado de cambio (para un niño, de 1 a 2 minutos; para un adulto, de 5 a 10 minutos), manteniendo siempre presente la importancia de la suavidad.
- 546515 Indicar la paciente que repose durante 20 min o más después del tratamiento.

FACILITAR EL DUELO 5290
Acciones:
- 529002 Ayudar al paciente a identificar la naturaleza de apego al objeto o persona que se ha perdido.
- 529004 Fomentar la expresión de sentimientos acerca de la perdida.
- 529007 Animar al paciente que manifieste verbalmente los sentimientos de la perdida tanto ´pasados como actuales.
- 529011 Apoyar la progresión a través de los estadios personales de duelo.
- 529013 Ayudar al paciente a identificar estrategias personales de afrontamiento.
- 529016 Responder a las preguntas de los niños relacionados con la perdida.

POTENCIACION DE LA AUTOESTIMA 5400
Acciones:
- 540003 Determinar la confianza del paciente en su propio criterio.
- 540006 Reafirmar los puntos fuertes personales que identifique el paciente.
- 540012 Ayudar a establecer objetivos realistas para conseguir una autoestima más alta.

PATRON ACTIVIDAD – EJERCICIO
DOMINIO 04: ACTIVIDAD – REPOSO
DIAGNOSTICO. Fatiga (00093)
Def. Sensación sostenida y abrumadora de agotamiento y disminución de la capacidad para el trabajo mental y físico al nivel habitual.

NIC

INTERVENCIONES
MANEJO DE LA ENERGIA 0180
Acciones:
- 180001 determinar los déficit del estado fisiológico del paciente que producen fatiga según el contexto de la edad y el desarrollo.
- 180002 animar la verbalización de los sentimientos sobre las limitaciones.
- 180008 controlar la ingesta nutricional para asegurar recursos energéticos adecuado.
- 180015 observar la localización y naturaleza de la molestia o dolor durante el movimiento/ actividad.
- 180016 disminuir las molestias físicas que puedan interferir con la función cognitiva y el autocontrol/regulación de la actividad.

CONTROL DEL ESTADO DE ANIMO 5330
Acciones:
- 533001 evaluar el estado de ánimo (signos, síntomas, antecedentes personales,) inicialmente y con regularidad, a medida que progresa el tratamiento.
- 533003 determinar si el paciente supone un riesgo para la seguridad de sí mismo y de los demás.
- 533006 proporcionar o remitir al paciente para un tratamiento contra abuso de sustancias, si dicho abuso es un factor que contribuye a la alteración del estado de ánimo.
- 533025 ayudar al paciente a controlar consci8entemente el estado de ánimo, (escala de clasificación de 1 a 10 y llevar diario).

DISMINUCION DE LA ANSIEDAD 5820
Acciones:
- 582006 permanecer con el paciente para promover la seguridad y reducir el miedo.
- 582014 crear un ambiente que facilite la confianza.
- 582015 animar la manifestación de sentimientos, percepciones y miedos.
- 582022 determinar la capacidad de toma de decisiones del paciente.
- 582024 administrar medicamentos que reduzcan la ansiedad, según corresponda.
- 582025 observar si hay signos verbales y no verbales de ansiedad.

PATRON AUTOPERCEPCION – AUTOCONCEPTO
DOMINIO 04: ACTIVIDAD – REPOSO
<u>**DIAGNOSTICO. Descuido Personal (00193)**</u>
Def. Constelación de conductas culturalmente enmarcadas que implican una o más actividades de autocuidado en las que hay un fracaso para mantener estándares de salud y bienestar socialmente aceptables

NIC	

INTERVENCIONES
AYUDA CON EL AUTOCUIDADO 1800
Acciones:
- 180001 comprobar la capacidad del paciente para ejercer un autocuidado independiente.
- 180010 establecer una rutina de actividades de autocuidado.
- 180012 considerar la cultura del paciente al fomentar actividades de autocuidado.

MEJORAR DE LA AUTOCONFIANZA 5395
Acciones:
- 539502 explorar la percepción del individuo de los riesgos de no ejecutar la conducta deseada.
- 539504 identificar los obstáculos al cambio de conducta.
- 539505 proporcionar información sobre la conducta deseada.
- 539508 proporcionar un entorno de ayuda para aprender los conocimientos y habilidades necesarios para llevar acabo la conducta.
- 539516 preparar al individuo para los estados fisiológicos y emocionales que puede experimentar durante los intentos iniciales del desarrollo de una nueva conducta.

FACILITAR LA AUTORESPONSABILIDAD 4480
Acciones:
- 448004 fomentar la verbalización de sentimientos, percepciones y miedos por asumir la responsabilidad.
- 448007 comentar las consecuencias de no asumir las responsabilidades propias.
- 448009 establecer límites sobre las conductas manipuladoras.
- 448018 proporcionar una retroalimentación positiva a la aceptación de un cambio de conducta.

POTENCIACIÓN DE LAS APTITUDES PARA LA VIDA DIARIA 5326
Acciones:
- 532603 evaluar el nivel educativo del paciente.
- 532605 evaluar nivel actual del paciente respecto a la habilidad y comprensión del contenido.
- 532615 adaptar el contenido a las capacidades y discapacidades cognitivas, psicomotoras y afectivas del paciente.
- 532625 proporcionar una formación adecuada en habilidades sociales, si es necesario.
- 532626 ayudar al paciente a resolver los problemas de manera constructivas.

PATRON COGNITIVO – PERCEPTIVO
DOMINIO 05: PERCEPCION – COGNICION
<u>**DIAGNOSTICO. Confusión aguda (00128)**</u>
Def. Inicio brusco de trastornos reversibles de la conciencia, atención, conocimiento y percepción que se desarrollan en un corto periodo de tiempo.

NIC	

INTERVENCIONES
MANEJO DE LAS ALUCINACIONES 6510
Acciones:
- 651001 establecer una relación interpersonal de confianza con el paciente.
- 651003 mantener un ambiente de seguridad
- 651004 proporcionar el nivel de vigilancia/supervisión adecuada para controlar el paciente.
- 651005 registrar las conductas del paciente que indiquen alucinaciones.
- 651009 proporcionar al paciente de comentar las alucinaciones.
- 651027 ayudar en el autocuidado del paciente, si es necesario.

TRATAMIENTO POR CONSUMO DE SUSTANCIAS NOCIVAS: RETIRADA DE LAS DROGAS 4514
Acciones:
- 451406 poner en práctica las precauciones en riesgo de suicidio.
- 451407 monitorizar los síntomas de abstinencia (p. ej., fatiga, alteraciones sensoriales, irritabilidad, violencia, depresión, ataques de pánico, ansiedad por consumir, insomnio, agitación, dolor musculara, cambios de apetito, bostezos, debilidad, cefalea, rinorrea, midriasis, escalofríos, ansiedad, diaforesis, nauseas, vómitos, temblores, psicosis y ataxia).
- 451410 poner en práctica las precauciones para los pacientes con riesgo de crisis comiciales.
- 451421 instruir al paciente y la familia sobre el proceso de consumo de drogas y la dependencia.

TRATAMIENTO POR CONSUMO DE SUSTANCIAS NOCIVAS: RETIRADA DEL ALCOHOL 4512
- 451205 medicar para aliviar las molestias físicas si es necesario.
- 451207 tratar las alucinaciones de una manera terapéutica.
- 451211 escuchar la inquietudes del paciente acerca de la retirada del alcohol.
- 451213 proporcionar tranquilidad verbal, según corresponda.
- 451215 tranquilizar al paciente que es común la depresión y la fatiga se produzcan durante el abandono de alcohol.

DISMINUCION DE LA ANSIEDAD 5820
Acciones:
- 582006 permanecer con el paciente para promover la seguridad y reducir el miedo.
- 582014 crear un ambiente que facilite la confianza.
- 582015 animar la manifestación de sentimientos, percepciones y miedos.
- 582022 determinar la capacidad de toma de decisiones del paciente.
- 582024 administrar medicamentos que reduzcan la ansiedad, según corresponda.
- 582025 observar si hay signos verbales y no verbales de ansiedad.

PATRON COGNITIVO – PERCEPTIVO
DOMINIO 05: PERCEPCION – COGNICION
<u>**DIAGNOSTICO. Riego de confusión aguda (00173)**</u>
Def. Riesgo de aparición trastornos reversibles de la conciencia, atención, conocimiento y percepción que se desarrollan en un corto periodo de tiempo.

NIC	

INTERVENCIONES
TRATAMIENTO POR CONSUMO DE SUSTANCIAS NOCIVAS: RETIRADA DE LAS DROGAS 4514
Acciones:
- 451406 poner en práctica las precauciones en riesgo de suicidio.
- 451407 monitorizar los síntomas de abstinencia (p. ej., fatiga, alteraciones sensoriales, irritabilidad, violencia, depresión, ataques de pánico, ansiedad por consumir, insomnio, agitación, dolor musculara, cambios de apetito, bostezos, debilidad, cefalea, rinorrea, midriasis, escalofríos, ansiedad, diaforesis, nauseas, vómitos, temblores, psicosis y ataxia).
- 451410 poner en práctica las precauciones para los pacientes con riesgo de crisis comiciales.
- 451421 instruir al paciente y la familia sobre el proceso de consumo de drogas y la dependencia.

TRATAMIENTO POR CONSUMO DE SUSTANCIAS NOCIVAS: RETIRADA DEL ALCOHOL 4512
- 451205 medicar para aliviar las molestias físicas si es necesario.
- 451207 tratar las alucinaciones de una manera terapéutica.
- 451211 escuchar la inquietes del paciente acerca de la retirada del alcohol.
- 451213 proporcionar tranquilidad verbal, según corresponda.
- 451215 tranquilizar al paciente que es común la depresión y la fatiga se produzcan durante el abandono de alcohol.

FOMENTO DEL EJERCICIO 0200
Acciones:
- 20001 evaluar las creencias de salud del individuo sobre el ejercicio físico.
- 20002 investigar experiencia deportivas anteriores.
- 20006 animar al individuo a empezar o continuar con el ejercicio.
- 20008 ayudar al individuo a desarrollar un programa de ejercicios de acuerdo a sus necesidades.
- 20016 controlar el cumplimiento del programa/actividades ejercicios por parte del individuo.

MEJORAR EL SUEÑO 1850
Acciones:
- 185001 determinar el patrón de sueño/vigilia del paciente.
- 185003 explicar la importancia de un sueño adecuado durante el embarazo, la enfermedad, situaciones de estrés psicosocial, etc.
- 185006 comprobar el patrón de sueño y observar las circunstancias físicas (apnea del sueño, vías aéreas obstruidas, dolor/molestias y frecuencia urinaria) y/o psicológicas (miedo o ansiedad) que interrumpen el sueño.
- 185007 enseñar al paciente a controlar los patrones de sueño.
- 185012 ayudar a eliminar las situaciones estresantes antes de irse a la cama.
- 185017 iniciar/llevar a cabo medidas agradables: masajes, colocación contacto afectuoso.
- 185026 comentar con el paciente y la familia técnicas para favorecer el sueño.

PATRON COGNITIVO – PERCEPTIVO	
DOMINIO 05: PERCEPCION – COGNICION	
DIAGNOSTICO. Conocimientos deficientes (00126)	
Def. Carencia o deficiencia de información cognitiva relacionada con un tema específico.	

NIC	

INTERVENCIONES

ENSEÑANZA: RELACIONES SEXUALES SEGURAS 5622

Acciones:

- 562202 recopilar los antecedentes sexuales, incluyendo el número de parejas sexuales previas, la frecuencia de las relaciones sexuales, y los episodios pasados de infecciones/ enfermedades de transmisión sexual (ITS/ETS), así como sus tratamientos.
- 562203 instruir al paciente sobre las ETS y la concepción, cuando sea necesario.
- 562206 comentar los métodos de protección para las relaciones sexuales y el sexo oral (p.ej., sin medicación, de barrera, vacunación, dispositivo intrauterino hormonal, abstinencia y la esterilización), incluyendo la eficacia, los efectos secundarios, contraindicaciones y los signos y síntomas que justifiquen la notificación a un profesional sanitario.
- 562210 instruir al paciente sobre la importancia de una buena higiene uso de lubricante hidrosoluble y micción después de la relación para disminuir la susceptibilidad a infecciones.
- 562211 instruir al paciente sobre el uso correcto del preservativo (p.ej., como elegir, mantenerlo intacto, aplicar y quitar).
- 562213 animar a los pacientes a realizarse exploraciones de rutina y a notificar los signos y síntomas de ETS a un profesional sanitario.
- 562215 comentar con el paciente la importancia de indicar a la pareja sexual cuando se le diagnostica una ETS.

CUIDADOS DE ENFERMERIA AL INGRESO 7310

Acciones:

- 731001 presentarse a sí mismo y su función a los cuidados.
- 731005 orientar al paciente/familia/seres queridos en las instalaciones del centro.
- 731006 obtener la historia al ingresar incluyendo información sobre enfermedades medicas anteriores, medicaciones y alergias.
- 731007 realizar la valoración física en el momento del ingreso, según corresponda.
- 731011 realizar la valoración de riesgo al ingresa (p.ej., riesgo de caídas, detección de tuberculosis, valoración).
- 731012 proporcionar al paciente el "documento de derechos del paciente".
- 731014 documentar la información pertinente.
- 731015 mantener la confidencialidad de los datos del paciente.
- 731017 establecer plan de cuidados del paciente, los diagnósticos de cuidados de enfermería, resultados e intervenciones.
- 731019 poner en práctica las precauciones de seguridad, si es el caso.

PATRON COGNITIVO – PERCEPTIVO **DOMINIO 05: PERCEPCION – COGNICION** **DIAGNOSTICO. Disposición para mejorar los conocimientos (00161)** Def. La presencia o adquisición de información cognitiva sobre un tema específico es suficiente para alcanzar los objetivos relacionados con la salud y puede ser reforzada.

NIC	

INTERVENCIONES

FACILITAR LA AUTORESPONSABILIDAD 4480

Acciones:
- 448004 fomentar la verbalización de sentimientos, percepciones y miedos por asumir la responsabilidad.
- 448007 comentar las consecuencias de no asumir las responsabilidades propias.
- 448009 establecer límites sobre las conductas manipuladoras.
- 448018 proporcionar una retroalimentación positiva a la aceptación de un cambio de conducta.

MEJORAR DE LA AUTOCONFIANZA 5395

Acciones:
- 539502 explorar la percepción del individuo de los riesgos de no ejecutar la conducta deseada.
- 539504 identificar los obstáculos al cambio de conducta.
- 539505 proporcionar información sobre la conducta deseada.
- 539508 proporcionar un entorno de ayuda para aprender los conocimientos y habilidades necesarios para llevar acabo la conducta.
- 539516 preparar al individuo para los estados fisiológicos y emocionales que puede experimentar durante los intentos iniciales del desarrollo de una nueva conducta.

EDUCACION PARA LA SALUD 5510

Acciones:
- 551001 identificar los grupos de riesgo y rangos de edad que se beneficien más de la educación sanitaria.
- 551004 determinar personal y el historial sociocultural de conducta sanitaria personal, familiar o comunitaria.
- 551009 formular los objetivos del programa de educación para la salud.
- 551013 evitar el uso de técnicas que provoquen miedo como estrategia para motivar el cambio de conductas de salud o estilo de vida en la gente.
- 551016 desarrollar materiales educativos escritos en un nivel de la lectura adecuado a la audiencia diana.

PATRON AFRONTAMIENTO – TOLERANCIA DEL ESTRES
DOMINIO 05: PERCEPCION – COGNICION
DIAGNOSTICO. Control de impulsos ineficaz (00222)

Def. Patrón de reacciones rápidas, no planeadas ante estímulos internos o externos sin tener en cuenta las consecuencias negativas de estas reacciones para la persona impulsiva o para los demás.

NIC	

INTERVENCIONES

ENTRENAMIENTO PARA CONTROLAR LOS IMPULSOS 4370

Acciones:
- 437001 seleccionar la estrategia de solución de problemas adecuada al nivel de desarrollo y la función cognitiva del paciente.
- 437002 utilizar un plan de la modificación de la conducta que sea apropiado para reforzar la estrategia de solución del problema que se haya enseñado.
- 437003 ayudar al paciente a identificar el problema o situación que requiera una acción meditada.
- 437004 enseñar al paciente a detenerse y pensar antes de comportarse impulsivamente.
- 437006 ayudar al paciente el curso de acción más beneficioso.
- 437008 proporcionar un refuerzo positivo (alabar y recompensar) de los resultados satisfactorios.
- 437010 ayudar al paciente a determinar cómo se podrían haber evitado los resultados insatisfactorios si se hubieran elegido conductas diferentes.

AYUDA PARA EL CONTROL DEL ENFADO 4640

Acciones:
- 464002 utilizar un acercamiento que sea sereno y que de seguridad.
- 464004 limitar el acceso a situaciones hasta que el paciente sea capaz que sea capaz de expresar el enfado de una manera adaptada a las circunstancias.
- 464007 evitar daños físicos si el enfado se dirige a uno mismo o a otros (limitar y retirar los objetos potencialmente hirientes).
- 464012 ayudar al paciente a identificar la causa del enfado.
- 464015 ayudar al paciente en la planificación de estrategias que eviten la manifestación inadecuada del enfado.
- 464018 instruir al paciente sobre las medidas que proporcionen calma (descanso y respiraciones profundas).

PREVENCION DEL SUICIDIO 6340

Acciones:
- 634001 determinar la existencia y el grado de riesgo de suicidio.
- 634002 determinar si el paciente dispone de medios para llevar acabo adelante el plan de suicidio.
- 634003 considerar la hospitalización del paciente que tiene un alto riesgo de conducta suicida.
- 634004 tratar y controlar cualquier enfermedad psiquiátrica o los síntomas que pueden poner al paciente en riesgo de suicidio (alteraciones del estado de ánimo, alucinaciones, ideas delirantes, pánico abuso de sustancias adicción, trastornos de la personalidad, alteraciones orgánicas, crisis).
- 634006 ocuparse de los aspectos de calidad de vida y control del dolor.
- 634011 enseñar al paciente estrategias de afrontamiento (entrenamiento en asertividad, control de los actos impulsivos, relajación muscular progresiva), según corresponda.
- 634015 ayudar al paciente a comentar sus sentimientos acerca de lo sucedido.

PATRON AUTOPERCEPCION – AUTOCONCEPTO
DOMINIO 06: AUTOPERCEPCION
DIAGNOSTICO. Disposición para mejorar el autoconcepto (00167)
Def. Patrón de percepciones o ideas sobre uno mismo que es suficiente para el bienestar y que puede ser reforzado.

NIC	

INTERVENCIONES
POTENCIACION DE LA AUTOCONCIENCIA 5390
Acciones:
- 539001 animar al paciente a reconocer y discutir sus pensamientos y sentimientos.
- 539007 ayudar al paciente a identificar las prioridades de la vida.
- 539009 manifestar verbalmente la negación de la realidad por parte del paciente, según corresponda.
- 539010 confrontar los sentimientos ambivalentes (enojado o deprimido) del paciente.
- 539011 hacer observaciones sobre el estado actual del paciente.
- 539013 ayudar al paciente a cambiar la visión de sí mismo como víctima mediante la definición de sus propios derechos, según proceda.
- 539016 ayudar al paciente las situaciones que precipiten su ansiedad.
- 539022 ayudar al paciente a identificar la fuente de motivación.
- 539023 ayudar al paciente a identificar conductas que sean autodestructivas.

POTENCIALIZACIÓN DE LA AUTOESTIMA 5400
Acciones:
- 540001 observar las afirmaciones del paciente sobre su autovalía.
- 540003 determinar la confianza del paciente en su propio criterio.
- 540004 animar al paciente a identificar sus puntos fuertes.
- 540006 reafirmar los puntos fuertes personales que identifique el paciente.
- 540009 abstenerse de realizar críticas negativas.
- 540010 ayudar al paciente a afrontar los abusos o las burlas.
- 540011 mostrar confianza en la capacidad del paciente para controlar una situación.
- 540015 fomentar el aumento de responsabilidad de sí mismo, según corresponda.
- 540018 explorar las razones de autocrítica o culpa.
- 540020 animar al paciente que acepte nuevos desafíos.
- 540030 realizar afirmaciones positivas sobre el paciente.
- 540031 ayudar al paciente a encontrar la autoaceptación.
- 540032 animar al paciente a conversar consigo mismo y a verbalizar autoafirmaciones positivas a diario.

AYUDA EN LA MODIFICACION DE SI MISMO 4470
Acciones:
- 447002 valorar las razones del paciente para desear cambiar.
- 447003 ayudar al paciente a identificar una meta de cambio especifica.
- 447008 identificar con el paciente las estrategias más efectivas para el cambio de conducta.
- 447018 favorecer que el paciente pase a confiar sobre todo en la autoafirmación en lugar de hacerlo en las recompensas de la familia o el cuidador.
- 447024 ayudar al paciente a que identifique las circunstancias o situaciones en las que se produce la conducta (señales/desencadenantes).

PATRON AUTOPERCEPCION – AUTOCONCEPTO
DOMINIO 06: AUTOPERCEPCION
DIAGNOSTICO. Desesperanza (00124)
Def. Estado subjetivo en que la persona percibe pocas o ninguna alternativa o elecciones personales y es incapaz de movilizar la energía en su propio provecho.

NIC	

INTERVENCIONES
CONTROL DEL ESTADO DE ANIMO 5330
Acciones:
- 533001 evaluar el estado de ánimo (signos, síntomas, antecedentes personales) inicialmente y con regularidad, a medida que progresa el tratamiento.
- 533007 ajustar o interrumpir las medicaciones que pueden contribuir a las alteraciones del estado de ánimo (por prescripción adecuada de enfermeras tituladas con experiencia).
- 533010 ayudar con los autocuidados, si es necesario.
- 533011 vigilar el estado físico del paciente (peso corporal e hidratación).
- 533015 proporcionar oportunidades de actividad física (caminar, montar en bicicleta estática).

DAR ESPERANZA 5310
Acciones:
- 531003 mostrar esperanza reconociendo la valía intrínseca del paciente y viendo su enfermedad solo como una faceta de la persona.
- 531004 ampliar el repertorio de mecanismo de afrontamiento del paciente.
- 531008 evitar disfrazar la verdad.
- 531010 facilitar el alivio y disfrute de éxitos y experiencias anteriores del paciente/familia.
- 531013 implicar al paciente activamente en sus propios cuidados.
- 531016 explicar a la familia los aspectos positivos de la esperanza (desarrollar temas de conversación que tengan sentido y que reflejen el amor y la necesidad del paciente).

FOMENTAR LA RESILIENCIA 8340
Acciones:
- 834001 facilitar la cohesión familiar.
- 834002 fomentar el apoyo familiar.
- 834005 facilitar la comunicación familiar.
- 834011 ayudar a la familia proporcionar un clima que favorezca el aprendizaje.
- 834014 fomentar conductas positivas de búsqueda de la salud.
- 834029 ayudar a jóvenes/familia/comunidades a ser optimistas respecto al futuro.

PATRON AUTOPERCEPCION – AUTOCONCEPTO **DOMINIO 06: AUTOPERCEPCION** **DIAGNOSTICO. Riego de compromiso de la dignidad humana (00174)** Def. Riesgo de percepción de pérdida del respeto y el honor.

NIC	

INTERVENCIONES

PROTECCION DE LOS DERECHOS DEL PACIENTE 7460

Acciones

- 746001 proporcionar al paciente la "Carta de derechos del paciente".
- 746002 disponer un ambiente que conduzca a conversaciones privadas entres paciente, familia y profesionales sanitarios.
- 746009 abstenerse de forzar el tratamiento.
- 746015 intervenir en situaciones que impliquen cuidados inseguros o inadecuados.
- 746016 conocer las normativas legales de notificación obligatoria.
- 746018 mantener la confidencialidad de información sanitaria del paciente.

PRESENCIA 5340

Acciones:

- 534001 mostrar una actitud de aceptación.
- 534002 comunicar oralmente empatía o comprensión por la experiencia que está pasando el paciente.
- 534004 establecer una consideración de confianza y positiva.
- 534005 escuchar las preocupaciones del paciente.
- 534013 permanecer con el paciente para fomentar su seguridad y disminuir sus miedos.
- 534015 permanecer con el paciente y transmitirle sentimientos de seguridad y confianza durante los periodos de ansiedad.

APOYO EN LA TOMA DE DECISIONES 5250

Acciones:

- 525003 ayudar al paciente a identificar las ventajas e inconvenientes de cada alternativa.
- 525004 establecer comunicación con el paciente al principio de su ingreso.
- 525008 familiarizarse con la política y los procedimientos del centro.

APOYO EN LA PROTECCION CONTRA LOS ABUSOS 6400

Acciones:

- 640002 identificar al adulto que tenga dificultad para confiar en os demás o que sienta que no es apreciado por los demás.
- 640010 identificar las situaciones de crisis que puedan desencadenar los abusos, tales como la pobreza, desempleo, divorcio o muerte de un ser querido.
- 640013 escuchar las explicaciones sobre la forma en la que se produjeron la enfermedad o las lesiones.
- 640014 determinar si la explicación de la causa de la lesión es discordante entre los implicados.
- 640015 animar al ingreso del niño/adulto dependiente para una observación e investigación más profunda, según corresponda.
- 640021 escuchar atentamente al adulto que comience hablar de sus propios problemas.

PATRON AUTOPERCEPCION – AUTOCONCEPTO
DOMINIO 06: AUTOPERCEPCION
DIAGNOSTICO. Trastorno de la identidad personal (00121)
Def. Incapacidad para mantener una percepción completa e integra del yo.

NIC	

INTERVENCIONES
POTENCIACION DE LA AUTOCONCIENCIA 5390
Acciones:
- 539001 animar al paciente a reconocer y discutir sus pensamientos y sentimientos.
- 539007 ayudar al paciente a identificar las prioridades de la vida.
- 539009 manifestar verbalmente la negación de la realidad por parte del paciente, según corresponda.
- 539010 confrontar los sentimientos ambivalentes (enojado o deprimido) del paciente.
- 539011 hacer observaciones sobre el estado actual del paciente.
- 539013 ayudar al paciente a cambiar la visión de sí mismo como víctima mediante la definición de sus propios derechos, según proceda.
- 539016 ayudar al paciente las situaciones que precipiten su ansiedad.
- 539022 ayudar al paciente a identificar la fuente de motivación.
- 539023 ayudar al paciente conductas que sean autodestructivas.

APOYO EN LA TOMA DE DECISIONES 5250
Acciones:
- 525003 ayudar al paciente a identificar las ventajas e inconvenientes de cada alternativa.
- 525004 establecer comunicación con el paciente al principio de su ingreso.
- 525008 familiarizarse con la política y los procedimientos del centro.

ASESORAMIENTO 5240
Acciones:
- 524001 establecer una relación terapéutica basada en la confianza y el respeto.
- 524002 demostrar empatía, calidez y sinceridad.
- 544005 disponer la intimidad y asegurar la confidencialidad.
- 524007 favorecer la expresión de sentimientos.
- 524009 practicar técnicas de reflexión y clarificación para facilitar la expresión de preocupaciones.
- 524014 verbalizar la discrepancia entre los sentimientos y conducta del paciente.
- 524017 ayudar al paciente a que identifique sus puntos fuertes y reforzarlos.
- 524021 desaconsejar la toma de decisiones cuando el paciente se encuentre bajo mucho estrés, cuando se necesario.

CONTROL DEL ESTADO DE ANIMO 5330
Acciones:
- 533001 evaluar el estado de ánimo (signos, síntomas, antecedentes personales) inicialmente y con regularidad, a medida que progresa el tratamiento.
- 533007 ajustar o interrumpir las medicaciones que pueden contribuir a las alteraciones del estado de ánimo (por prescripción adecuada de enfermeras tituladas con experiencia).

PATRON AUTOPERCEPCION – AUTOCONCEPTO
DOMINIO 06: AUTOPERCEPCION
<u>**DIAGNOSTICO. Baja autoestima crónica (00119)**</u>
Def. Larga duración de una evaluación negativa o sentimientos negativos hacia uno mismo o sus propias capacidades.

NIC	

INTERVENECIONES
POTENCIACION DE LA AUTOESTIMA 5400
Acciones:
- 540003 determinar la confianza del paciente en su propio criterio.
- 540006 reafirmar los puntos fuertes personales que identifique el paciente.
- 540012 ayudar a establecer objetivos realistas para conseguir una autoestima más alta.

APOYO EMOCIONAL 5270
Acciones:
- 527001 comentar la experiencia emocional con el paciente.
- 527003 realizar afirmaciones empáticas o de apoyo.
- 527006 ayudar al paciente a reconocer sentimientos tales como ansiedad, ira o tristeza.
- 527008 comentar las consecuencias de no abordar los sentimientos de ira o vergüenza.
- 527013 favorecer la conversación o el llanto con medio de disminuir la respuesta emocional.
- 527014 permanecer con el paciente y proporcionar sentimientos de seguridad durante los periodos de más ansiedad.

CONTROL DEL ESTADO DE ANIMO 5330
Acciones:
- 533001 evaluar el estado de ánimo (signos, síntomas, antecedentes personales) inicialmente y con regularidad, a medida que progresa el tratamiento.
- 533007 ajustar o interrumpir las medicaciones que pueden contribuir a las alteraciones del estado de ánimo (por prescripción adecuada de enfermeras tituladas con experiencia).
- 533010 ayudar con los autocuidados, si es necesario.
- 533011 vigilar el estado físico del paciente (peso corporal e hidratación).
- 533015 proporcionar oportunidades de actividad física (caminar, montar en bicicleta estática).

DISMINUCION DE LA ANSIEDAD 5820
Acciones:
- 582006 permanecer con el paciente para promover la seguridad y reducir el miedo.
- 582014 crear un ambiente que facilite la confianza.
- 582015 animar la manifestación de sentimientos, percepciones y miedos.
- 582022 determinar la capacidad de toma de decisiones del paciente.
- 582024 administrar medicamentos que reduzcan la ansiedad, según corresponda.
- 582025 observar si hay signos verbales y no verbales de ansiedad.

PATRON AUTOPERCEPCION – AUTOCONCEPTO
DOMINIO 06: AUTOPERCEPCION
<u>**DIAGNOSTICO. Baja autoestima situacional (00120)**</u>
Def. Desarrollo de una percepción negativa de la propia valía en respuesta a una situación actual.

NIC	

INTERVENCIONES
MEJORAR EL AFRONTAMIENTO 5230
Acciones:
- 523005 ayudar al paciente a resolver los problemas de forma constructiva.
- 523007 valorar el impacto de la situación vital del paciente en los papeles y en las relaciones.
- 523011 utilizar un enfoque sereno, tranquilizador.
- 523018 evaluar la capacidad del paciente para tomar decisiones.
- 523020 desalentar la toma de decisiones cuando el paciente se encuentre bajo un suerte estrés.

POTENCIACION DE LA AUTOESTIMA 5400
Acciones:
- 540003 determinar la confianza del paciente en su propio criterio.
- 540006 reafirmar los puntos fuertes personales que identifique el paciente.
- 540012 ayudar a establecer objetivos realistas para conseguir una autoestima más alta.

CONTROL DEL ESTADO DE ANIMO 5330
Acciones:
- 533001 evaluar el estado de ánimo (signos, síntomas, antecedentes personales) inicialmente y con regularidad, a medida que progresa el tratamiento.
- 533007 ajustar o interrumpir las medicaciones que pueden contribuir a las alteraciones del estado de ánimo (por prescripción adecuada de enfermeras tituladas con experiencia).
- 533010 ayudar con los autocuidados, si es necesario.
- 533011 vigilar el estado físico del paciente (peso corporal e hidratación).
- 533015 proporcionar oportunidades de actividad física (caminar, montar en bicicleta estática).

FOMENTAR LA RESILIENCIA 8340
Acciones:
- 834001 facilitar la cohesión familiar.
- 834002 fomentar el apoyo familiar.
- 834005 facilitar la comunicación familiar.
- 834011 ayudar a la familia proporcionar un clima que favorezca el aprendizaje.
- 834014 fomentar conductas positivas de búsqueda de la salud.
- 834029 ayudar a jóvenes/familia/comunidades a ser optimistas respecto al futuro.

PATRON AUTOPERCEPCION – AUTOCONCEPTO
DOMINIO 06: AUTOPERCEPCION
DIAGNOSTICO. Riesgo de baja autoestima crónica (00224)
Def. Riesgo de larga duración de una autoevaluación negativa o sentimientos negativos hacia uno mismo o sus propias capacidades.

NIC

INTERVENCIONES
POTENCIACION DE LA AUTOESTIMA 5400
Acciones:
- 540001 observar las afirmaciones del paciente sobre su autovalía.
- 540003 determinar la confianza del paciente en su propio criterio.
- 540004 animar al paciente a identificar sus puntos fuertes.
- 540006 reafirmar los puntos fuertes personales que identifique el paciente.
- 540009 abstenerse de realizar críticas negativas.
- 540010 ayudar al paciente a afrontar los abusos o las burlas.
- 540012 ayudar a establecer objetivos realistas para conseguir una autoestima más alta.
- 540015 fomentar el aumento de responsabilidad de sí mismo, según corresponda.
- 540018 explorar las razones de la autocrítica o culpa.
- 540020 animar al paciente a que acepte nuevos desafíos.
- 540030 realizar afirmaciones positivas sobre el paciente.
- 540031 ayudar al paciente a encontrar la autoaceptación.
- 540032 animar al paciente a conversar consigo mismo a verbalizar autoafirmaciones positivas a diario.

MEJORAR EL AFRONTAMIENTO 5230
Acciones:
- 523002 ayudar al paciente a evaluar los recursos disponibles para lograr los objetivos.
- 523005 ayudar al paciente a resolver los problemas de forma constructiva.
- 523007 valorar el impacto de la situación vital del paciente en los papeles y en las relaciones.
- 523011 utilizar un enfoque sereno, tranquilizador.
- 523012 proporcionar un ambiente de aceptación
- 523018 evaluar la capacidad del paciente para tomar decisiones.
- 523017 alentar una actitud de esperanza realista como forma de manejar los sentimientos de impotencia.
- 523020 desalentar la toma de decisiones cuando el paciente se encuentre bajo un suerte estrés.
- 523027 explorar los éxitos anteriores del paciente.
- 523029 confrontar los sentimientos ambivalentes del paciente.

APOYO EMOCIONAL 5270
Acciones:
- 527001 comentar la experiencia emocional con el paciente.
- 527003 realizar afirmaciones empáticas o de apoyo.
- 527006 ayudar al paciente a reconocer sentimientos tales como ansiedad, ira o tristeza.
- 527008 comentar las consecuencias de no abordar los sentimientos de ira o vergüenza.
- 527013 favorecer la conversación o el llanto con medio de disminuir la respuesta emocional.
- 527014 permanecer con el paciente y proporcionar sentimientos de seguridad durante los periodos de más ansiedad.

PATRON AUTOPERCEPCION – AUTOCONCEPTO
DOMINIO 06: AUTOPERCEPCION
<u>**DIAGNOSTICO. Riesgo de baja autoestima situacional (00153)**</u>
Def. Riesgo de desarrollar una percepción negativa de la propia valía en respuesta a una situación actual.

NIC	

INTERVENCIONES
POTENCIACION DE LA AUTOESTIMA 5400
Acciones:
- 540001 observar las afirmaciones del paciente sobre su autovalía.
- 540003 determinar la confianza del paciente en su propio criterio.
- 540004 animar al paciente a identificar sus puntos fuertes.
- 540006 reafirmar los puntos fuertes personales que identifique el paciente.
- 540009 abstenerse de realizar críticas negativas.
- 540010 ayudar al paciente a afrontar los abusos o las burlas.
- 540012 ayudar a establecer objetivos realistas para conseguir una autoestima más alta.
- 540015 fomentar el aumento de responsabilidad de sí mismo, según corresponda.
- 540018 explorar las razones de la autocrítica o culpa.
- 540020 animar al paciente a que acepte nuevos desafíos.
- 540030 realizar afirmaciones positivas sobre el paciente.
- 540031 ayudar al paciente a encontrar la autoaceptación.
- 540032 animar al paciente a conversar consigo mismo a verbalizar autoafirmaciones positivas a diario.

MEJORAR EL AFRONTAMIENTO 5230
Acciones:
- 523002 ayudar al paciente a evaluar los recursos disponibles para lograr los objetivos.
- 523005 ayudar al paciente a resolver los problemas de forma constructiva.
- 523007 valorar el impacto de la situación vital del paciente en los papeles y en las relaciones.
- 523011 utilizar un enfoque sereno, tranquilizador.
- 523012 proporcionar un ambiente de aceptación
- 523018 evaluar la capacidad del paciente para tomar decisiones.
- 523017 alentar una actitud de esperanza realista como forma de manejar los sentimientos de impotencia.
- 523020 desalentar la toma de decisiones cuando el paciente se encuentre bajo un suerte estrés.
- 523027 explorar los éxitos anteriores del paciente.
- 523029 confrontar los sentimientos ambivalentes del paciente.

APOYO EMOCIONAL 5270
Acciones:
- 527001 comentar la experiencia emocional con el paciente.
- 527003 realizar afirmaciones empáticas o de apoyo.
- 527006 ayudar al paciente a reconocer sentimientos tales como ansiedad, ira o tristeza.
- 527008 comentar las consecuencias de no abordar los sentimientos de ira o vergüenza.
- 527013 favorecer la conversación o el llanto con medio de disminuir la respuesta emocional.
- 527014 permanecer con el paciente y proporcionar sentimientos de seguridad durante los periodos de más ansiedad.

PATRON AUTOPERCEPCION – AUTOCONCEPTO	
DOMINIO 06: AUTOPERCEPCION	
DIAGNOSTICO. Trastorno de la imagen corporal (00118)	
Def. Confusión de la imagen del yo físico.	
NIC	

INTERVENCIONES

MEJORAR LA IMAGEN CORPORAL 5220

Acciones:
- 522001 determinar las expectativas corporales del paciente, en función del estadio de desarrollo.
- 522005 ayudar al paciente a determinar el alcance de los cambios reales producidos en el cuerpo o en su nivel de funcionamiento.
- 522007 ayudar al paciente a separar el aspecto físico de los sentimientos de valía personal, según corresponda.
- 522013 ayudar al paciente a comentar los factores estresantes que afectan a la imagen corporal debidos a estados congénitos, lesiones, enfermedades o cirugía
- 522015 observar la frecuencia de las afirmaciones de autocrítica.
- 522025 determinar si un cambio de imagen corporal ha contribuido a aumentar el aislamiento social.
- 522028 ayudar al paciente a identificar acciones que mejoren su aspecto físico.

POTENCIACION DE LA AUTOESTIMA 5400

Acciones:
- 540001 observar las afirmaciones del paciente sobre su autovalía.
- 540004 animar al paciente a identificar sus puntos fuertes.
- 540006 reafirmar los puntos fuertes personales que identifique el paciente.
- 540009 abstenerse de realizar críticas negativas.
- 540010 ayudar al paciente a afrontar los abusos o las burlas.
- 540012 ayudar a establecer objetivos realistas para conseguir una autoestima más alta.
- 540013 ayudar al paciente a aceptar la dependencia de otros, según corresponda.
- 540015 fomentar el aumento de responsabilidad de sí mismo, según corresponda.
- 540018 explorar las razones de la autocrítica o culpa.
- 540030 realizar afirmaciones positivas sobre el paciente.
- 540031 ayudar al paciente a encontrar la autoaceptación.
- 540032 animar al paciente a conversar consigo mismo a verbalizar autoafirmaciones positivas a diario.

APOYO EMOCIONAL 5270

Acciones:
- 527001 comentar la experiencia emocional con el paciente.
- 527003 realizar afirmaciones empáticas o de apoyo.
- 527006 ayudar al paciente a reconocer sentimientos tales como ansiedad, ira o tristeza.
- 527008 comentar las consecuencias de no abordar los sentimientos de ira o vergüenza.
- 527013 favorecer la conversación o el llanto con medio de disminuir la respuesta emocional.
- 527014 permanecer con el paciente y proporcionar sentimientos de seguridad durante los periodos de más ansiedad.

PATRON ROL- RELACIONES
DOMINIO 07: ROL-RELACIONES
DIAGNOSTICO. Deterioro parental (00056)
Def. Incapacidad del cuidador principal para crear, mantener o recuperar un entorno que promueva el óptimo crecimiento y desarrollo del niño.

NIC	

INTERVENCIONES
ESTIMULACION DE LA INTEGRIDAD FAMILIAR 7100
Acciones:
- 710001 escuchar a los miembros de la familia.
- 710002 establecer una relación de confianza con los miembros de la familia.
- 710005 ayudar a la familia a resolver los sentimientos irreales de culpa o responsabilidad, si está justificado.
- 710007 comprobar las relaciones familiares actuales.
- 710010 ayudar a la familia en la resolución de problemas.
- 710013 proporcionar intimidad a la familia.
- 710024 determinar los sentimientos de la familia respecto a su situación.

FOMENTAR EL ROL PARENTAL 8300
Acciones:
- 830006 ayudar a los progenitores en el cambio de papeles y en las expectativas de rol parental.
- 830010 debatir las estrategias de control de conducta adecuadas a cada edad.
- 830015 ayudar a los progenitores a desarrollar, mantener y utilizar sistema de apoyo social.
- 830016 escuchar los problemas de los progenitores sin juzgarlos.
- 830017 proporcionar una retroalimentación positiva y resultados estructurados en las habilidades parentales para favorecer la autoestima.
- 830018 Ayudar a los progenitores a desarrollar habilidades sociales.
- 830028 informar a los progenitores sobre dónde encontrar servicios de planificación.

APOYO A LA FAMILIA 7140
Acciones:
- 714001 asegurar a la familia que al paciente se le brindan los mejores cuidados posibles.
- 714011 proporcionar ayuda para cubrir las necesidades básicas de la familia, como techo, comida y vestimenta.
- 714027 actuar en defensa de la familia, según corresponda.
- 714034 remitir a terapia familiar, si está indicado.
- 714035 informar a la familia sobre cómo ponerse de contacto con el personal de enfermería.

DISMINUCION DE LA ANSIEDAD 5820
Acciones:
- 582006 permanecer con el paciente para promover la seguridad y reducir el miedo.
- 582014 crear un ambiente que facilite la confianza.
- 582015 animar la manifestación de sentimientos, percepciones y miedos.
- 582022 determinar la capacidad de toma de decisiones del paciente.
- 582024 administrar medicamentos que reduzcan la ansiedad, según corresponda.
- 582025 observar si hay signos verbales y no verbales de ansiedad.

PATRON ROL- RELACIONES
DOMINIO 07: ROL-RELACIONES
DIAGNOSTICO. Procesos familiares disfuncionales (00063)
Def. Las funciones psicosociales, espirituales y fisiológicas de la unidad familiar están crónicamente desorganizadas, lo que conduce a conflictos, negación de los problemas, resistencia al cambio, solución ineficaz de los problemas y a una serie de crisis que se perpetúan por si mismas

NIC	

INTERVENCIONES
ESTIMULACION DE LA INTEGRIDAD FAMILIAR 7100
Acciones:
- 710001 escuchar a los miembros de la familia.
- 710002 establecer una relación de confianza con los miembros de la familia.
- 710005 ayudar a la familia a resolver los sentimientos irreales de culpa o responsabilidad, si está justificado.
- 710007 comprobar las relaciones familiares actuales.
- 710010 ayudar a la familia en la resolución de problemas.
- 710013 proporcionar intimidad a la familia.
- 710024 determinar los sentimientos de la familia respecto a su situación.

APOYO A LA FAMILIA 7140
Acciones:
- 714001 asegurar a la familia que al paciente se le brindan los mejores cuidados posibles.
- 714011 proporcionar ayuda para cubrir las necesidades básicas de la familia, como techo, comida y vestimenta.
- 714027 actuar en defensa de la familia, según corresponda.
- 714034 remitir a terapia familiar, si está indicado.
- 714035 informar a la familia sobre cómo ponerse de contacto con el personal de enfermería.

APOYO CONTRA LA PROTECCION DE ABUSOS: PAREJA 6403
Acciones:
- 640301 investigar si existen factores de riesgo asociados con el abuso doméstico (p.ej., historial de violencia doméstica, abusos, rechazo, exceso de crítica o sentimientos de inutilidad y falta de amor; dificultad para confiar en los demás o sentimientos de falta de aprecio de los demás o sentimientos de falta de aprecio de los demás; sensación de que la solicitud de ayuda constituye un indicio de incompetencia personal; necesidad elevada de cuidado físico; muchas responsabilidades de cuidado familiar; consumo de sustancias; depresión; enfermedades).
- 640307 documentar la evidencia de abusos fiscos o sexuales utilizando herramientas estandarizadas de valoración y fotografías.
- 640319 animar la expresión de preocupaciones y sentimientos, incluidos el miedo, culpabilidad, vergüenza y autoculpabilidad.
- 640328 iniciar programas de educación de la comunidad diseñados para disminuir la violencia.

PATRON ROL- RELACIONES
DOMINIO 07: ROL-RELACIONES
DIAGNOSTICO. Disposición para mejorar los procesos familiares (00159)

Def. Patrón de funcionamiento familiar que es suficiente para mantener el bienestar de los miembros de la familia y que puede ser reforzado.

NIC	

INTERVENCIONES

ESTIMULACION DE LA INTEGRIDAD FAMILIAR 7100

Acciones:
- 710001 escuchar a los miembros de la familia.
- 710002 establecer una relación de confianza con los miembros de la familia.
- 710005 ayudar a la familia a resolver los sentimientos irreales de culpa o responsabilidad, si está justificado.
- 710007 comprobar las relaciones familiares actuales.
- 710010 ayudar a la familia en la resolución de problemas.
- 710013 proporcionar intimidad a la familia.
- 710024 determinar los sentimientos de la familia respecto a su situación.

APOYO A LA FAMILIA 7140

Acciones:
- 714001 asegurar a la familia que al paciente se le brindan los mejores cuidados posibles.
- 714011 proporcionar ayuda para cubrir las necesidades básicas de la familia, como techo, comida y vestimenta.
- 714027 actuar en defensa de la familia, según corresponda.
- 714034 remitir a terapia familiar, si está indicado.
- 714035 informar a la familia sobre cómo ponerse de contacto con el personal de enfermería.

APOYO EMOCIONAL 5270

Acciones:
- 527001 comentar la experiencia emocional con el paciente.
- 527003 realizar afirmaciones empáticas o de apoyo.
- 527006 ayudar al paciente a reconocer sentimientos tales como ansiedad, ira o tristeza.
- 527008 comentar las consecuencias de no abordar los sentimientos de ira o vergüenza.
- 527013 favorecer la conversación o el llanto con medio de disminuir la respuesta emocional.
- 527014 permanecer con el paciente y proporcionar sentimientos de seguridad durante los periodos de más ansiedad.

FOMENTAR LA RESILIENCIA 8340

Acciones:
- 834001 facilitar la cohesión familiar.
- 834002 fomentar el apoyo familiar.
- 834005 facilitar la comunicación familiar.
- 834011 ayudar a la familia proporcionar un clima que favorezca el aprendizaje.
- 834014 fomentar conductas positivas de búsqueda de la salud.
- 834029 ayudar a jóvenes/familia/comunidades a ser optimistas respecto al futuro.

PATRON ROL- RELACIONES
DOMINIO 07: ROL-RELACIONES
DIAGNOSTICO. Riesgo de deterioro de la vinculación (00058)
Def. Riesgo de alteración del proceso interactivo entre los padres o personas significativas y el niño que fomenta el desarrollo de una relación reciproca protectora y formativa.

NIC

INTERVENCIONES

AUMENTAR LOS SISTEMAS DE APOYO 5440
Acciones:
- 544001 calcular la respuesta psicológica a la situación y la disponibilidad del sistema de apoyo.
- 544007 observar la situación familiar actual y la red de apoyo.

DISMINUCION DE LA ANSIEDAD 5820
Acciones:
- 582006 permanecer con el paciente para promover la seguridad y reducir el miedo.
- 582014 crear un ambiente que facilite la confianza.
- 582015 animar la manifestación de sentimientos, percepciones y miedos.
- 582022 determinar la capacidad de toma de decisiones del paciente.
- 582024 administrar medicamentos que reduzcan la ansiedad, según corresponda.
- 582025 observar si hay signos verbales y no verbales de ansiedad.

FACILITAR LA AUTORRESPONSABILIDAD 4480
Acciones:
- 448001 considerar responsable al paciente de su propia conducta.
- 448004 fomentar la verbalización de sentimientos, percepciones y miedos por asumir la responsabilidad.
- 448005 observar el nivel de responsabilidad que asume el paciente.
- 448006 fomentar la independencia, pero ayudar al paciente cuando no pueda realizar la acción dada.
- 448007 comentar las consecuencias de no asumir las responsabilidades propias.
- 448011 animar al paciente a que asuma tanta responsabilidad de sus propios autocuidados como sea posible.
- 448018 proporcionar una retroalimentación positiva a la aceptación de una responsabilidad adicional y/o un cambio de conducta.

VIGILANCIA 6650
Acciones:
- 665002 obtener información sobre la conducta y las rutinas normales.
- 665003 preguntar al paciente por la percepción de su estado de salud.
- 665016 observa la capacidad del paciente para realizar actividades de autocuidado.
- 665018 vigilar los patrones conductuales.
- 665019 monitorizar la capacidad cognitiva.
- 665020 controlar el estado de ánimo.
- 665025 observar estrategias utilizadas por el paciente y la familia.
- 665026 controlar los cambios de los patrones de sueño.
- 665046 proporcionar un entorno adecuado para lograr los resultados deseados del paciente (p.ej., asignar una enfermera con una competencia adaptada a las necesidades del paciente, proporcionar la proporción enfermeras/paciente necesaria, proporcionar el personal auxiliar adecuado, garantizar la continuidad de los cuidados.

PATRON ROL- RELACIONES
DOMINIO 07: ROL-RELACIONES
DIAGNOSTICO. Conflicto del rol parental (00064)
Def. Experiencia del padre/madre de confusión en el rol y conflicto en respuesta a una crisis.

NIC

INTERVENCIONES
FOMENTAR EL ROL PARENTAL 8300
Acciones:
- 830006 ayudar a los progenitores en el cambio de papeles y en las expectativas de rol parental.
- 830010 debatir las estrategias de control de conducta adecuadas a cada edad.
- 830015 ayudar a los progenitores a desarrollar, mantener y utilizar sistema de apoyo social.
- 830016 escuchar los problemas de los progenitores sin juzgarlos.
- 830017 proporcionar una retroalimentación positiva y resultados estructurados en las habilidades parentales para favorecer la autoestima.
- 830018 Ayudar a los progenitores a desarrollar habilidades sociales.
- 830028 informar a los progenitores sobre dónde encontrar servicios de planificación.

MANTENIMIENTO DE LOS PROCESOS PARENTALES 7130
Acciones:
- 713002 determinar la alteración de los procesos familiares típicos.
- 713004 animar a establecer un contacto continuado con los familiares, según corresponda.
- 713006 comentar las estrategias de normalización de la vida familiar con la familia.
- 713019 enseñar a la familia técnicas de gestión del tiempo y de organización al realizar los cuidados del paciente en casa.

POTENCIACION DE LOS ROLES 5370
Acciones:
- 537001 ayudar al paciente a identificar los diversos roles en el ciclo vital.
- 537003 ayudar al paciente a identificar periodos de transición de los roles a lo largo de la vida.
- 537016 servir como modelo de rol para prender nuevas conductas, según corresponda.
- 537018 facilitar la conversación sobre las expectativas entre el paciente y el ser querido en los pacientes en los papeles recíprocos.
- 537019 enseñar las nuevas conductas que necesita el paciente/progenitor para cumplir con un rol.

APOYO A LA FAMILIA 7140
Acciones:
- 714001 asegurar a la familia que al paciente se le brindan los mejores cuidados posibles.
- 714011 proporcionar ayuda para cubrir las necesidades básicas de la familia, como techo, comida y vestimenta.
- 714027 actuar en defensa de la familia, según corresponda.
- 714034 remitir a terapia familiar, si está indicado.
- 714035 informar a la familia sobre cómo ponerse de contacto con el personal de enfermería.

PATRON ROL- RELACIONES
DOMINIO 07: ROL-RELACIONES
DIAGNOSTICO. Desempeño ineficaz del rol (00055)
Def. Patrones de conducta y expresión propia que no concuerdan con las normas, expectativas y contexto en el que se encuentran.

NIC

INTERVENCIONES
POTENCIACION DE LOS ROLES 5370
Acciones:
- 537001 ayudar al paciente a identificar los diversos roles en el ciclo vital.
- 537003 ayudar al paciente a identificar periodos de transición de los roles a lo largo de la vida.
- 537016 servir como modelo de rol para prender nuevas conductas, según corresponda.
- 537018 facilitar la conversación sobre las expectativas entre el paciente y el ser querido en los pacientes en los papeles recíprocos.
- 537019 enseñar las nuevas conductas que necesita el paciente/progenitor para cumplir con un rol.

AUMENTAR LOS SISTEMAS DE APOYO 5440
Acciones:
- 544001 calcular la respuesta psicológica a la situación y la disponibilidad del sistema de apoyo.
- 544007 observar la situación familiar actual y la red de apoyo.
- 544009 fomentar las relaciones con personas que tengan los mismos intereses y metas.
- 544012 remitir a programas comunitarios de prevención o tratamiento, según corresponda.
- 544013 proporcionar los servicios con una actitud de aprecio y servicio.
- 544016 identificar los recursos disponibles para el apoyo del cuidador.

CONTROL DEL ESTADO DE ANIMO 5330
Acciones:
- 533001 evaluar el estado de ánimo (signos, síntomas, antecedentes personales) inicialmente y con regularidad, a medida que progresa el tratamiento.
- 533007 ajustar o interrumpir las medicaciones que pueden contribuir a las alteraciones del estado de ánimo (por prescripción adecuada de enfermeras tituladas con experiencia).
- 533010 ayudar con los autocuidados, si es necesario.
- 533011 vigilar el estado físico del paciente (peso corporal e hidratación).
- 533015 proporcionar oportunidades de actividad física (caminar, montar en bicicleta estática).

FOMENTAR EL ROL PARENTAL 8300
Acciones:
- 830006 ayudar a los progenitores en el cambio de papeles y en las expectativas de rol parental.
- 830010 debatir las estrategias de control de conducta adecuadas a cada edad.
- 830015 ayudar a los progenitores a desarrollar, mantener y utilizar sistema de apoyo social.
- 830016 escuchar los problemas de los progenitores sin juzgarlos.
- 830017 proporcionar una retroalimentación positiva y resultados estructurados en las habilidades parentales para favorecer la autoestima.
- 830018 Ayudar a los progenitores a desarrollar habilidades sociales.
- 830028 informar a los progenitores sobre dónde encontrar servicios de planificación.

PATRON ROL- RELACIONES
DOMINIO 07: ROL-RELACIONES
DIAGNOSTICO. Deterioro de la interacción social (00052)
Def. Cantidad insuficiente o excesiva o cualitativamente ineficaz de intercambio social.

NIC

INTERVENCIONES
MODIFICACION DE LA CONDUCTA: HABILIDADES SOCIALES 4362
Acciones:
- 436201 ayudar al paciente a identificar los problemas interpersonales derivados de déficit de habilidad social.
- 436202 animar al paciente a manifestar verbalmente los sentimientos asociados con los problemas interpersonales.
- 436209 proporcionar retroalimentación (elogios o recompensas) al paciente sobre la realización de la habilidad social deseada.

POTENCIALIZACION DE LA SOCIALIZACION 5100
Acciones:
- 510001 fomentar la implicación en las relaciones ya establecidas.
- 510002 animar al paciente a desarrollar relaciones.
- 510004 fomentar las actividades sociales y comunitarias.
- 510006 fomentar la sinceridad al presentarse a los demás.
- 510008 fomentar la implicación en intereses totalmente nuevos.
- 510009 fomentar el respeto de los derechos de los demás.
- 510010 remitir al paciente a un grupo o programa de habilidades interpersonales en los que pueda aumentar su comprensión de las interacciones, si resulta oportuno.
- 510012 proporcionar retroalimentación sobre el cuidado del aspecto personal y demás actividades.
- 510014 utilizar el juego de roles para practicar las habilidades y técnicas de comunicación mejoradas.
- 510020 facilitar el entusiasmo y la planificación de actividades futuras por parte del paciente.

CLARIFICACION DE VALORES 5480
Acciones:
- 548001 tener en cuenta los aspectos éticos y legales de la libre elección, dada la situación particular, antes de comenzar la intervención.
- 548002 crear una atmosfera de aceptación, sin prejuicios.
- 548004 utilizar preguntas adecuadas para ayudar al paciente a reflexionar sobre la situación y lo que es personalmente importante.
- 548005 plantear preguntas reflexivas, clarificadoras, que den al paciente algo en que pensar.
- 548006 animar al paciente a hacer una lista de valores que guíen la conducta en distintos ambientes y tipos de situaciones.
- 548015 animar a tener en cuenta las preocupaciones.
- 548017 ayudar al paciente a priorizar los valores.
- 548020 proporcionar un refuerzo para las acciones en el plan que apoyen los valores del paciente.
- 548021 apoyar al paciente en la comunicación de los propios valores a los demás.

PATRON ROL- RELACIONES
DOMINIO 07: ROL-RELACIONES
DIAGNOSTICO. Relación ineficaz (00223)
Def. Patrón de colaboración mutua que es insuficiente para cubrir las necesidades del otro.

NIC

INTERVENCIONES

TERAPIA FAMILIAR 7150
Acciones:
- 715002 determinar los patrones de comunicación de la familia.
- 715003 identificar el modo de resolución de problemas de la familia.
- 715004 determinar la manera de tomar formas de la familia.
- 715005 determinar si se están produciendo abuso en la familia.
- 715006 identificar los puntos fuertes/recursos de la familia.
- 715008 identificar las alteraciones especificas relacionadas con las expectativas del desempeño de papales.
- 715009 determinar si algún familiar tiene problemas con el abuso de sustancias.
- 715013 ayudar a los familiares a comunicarse con más eficacia.
- 715017 facilitar estrategias para facilitar el estrés.
- 715018 proporcionar educación e información.
- 715019 ayudar a la familia a mejorar las estrategias de afrontamiento positivas existentes.

APOYO A LA FAMILIA 7140
Acciones:
- 714001 asegurar a la familia que al paciente se le brindan los mejores cuidados posibles.
- 714011 proporcionar ayuda para cubrir las necesidades básicas de la familia, como techo, comida y vestimenta.
- 714027 actuar en defensa de la familia, según corresponda.
- 714034 remitir a terapia familiar, si está indicado.
- 714035 informar a la familia sobre cómo ponerse de contacto con el personal de enfermería.

MEDIACION DE CONFLICTOS 5020
Acciones:
- 502001 proporcionar un lugar reservado y neutral para conversar.
- 502002 permitir que las partes expresen sus preocupaciones.
- 502003 ofrecer consejos durante todo el proceso.
- 502004 mantener la neutralidad durante todo el proceso.
- 502005 emplear diversas técnicas de comunicación (p.ej., escucha activa, preguntas, paráfrasis, reflexión).
- 502006 facilitar la definición de los problemas.
- 502007 ayudar a las partes a identificar posibles soluciones de los problemas.
- 502010 controlar el transcurso del proceso de mediación.
-
MEJORAR EL AFRONTAMIENTO 5230
Acciones:
- 523005 ayudar al paciente a resolver los problemas de forma constructiva.
- 523007 valorar el impacto de la situación vital del paciente en los papeles y en las relaciones.
- 523011 utilizar un enfoque sereno, tranquilizador.
- 523018 evaluar la capacidad del paciente para tomar decisiones.
- 523020 desalentar la toma de decisiones cuando el paciente se encuentre bajo un suerte estrés.

PATRON ROL- RELACIONES
DOMINIO 07: ROL-RELACIONES
DIAGNOSTICO. Disposición para mejorar la relación (00207)
Def. Patrón de colaboración mutua que es suficiente para satisfacer las necesidades de cada uno y que puede ser reforzado.

NIC	

INTERVENCIONES
POTENCIACION DE LOS ROLES 5370
Acciones:
- 537001 ayudar al paciente a identificar los diversos roles en el ciclo vital.
- 537003 ayudar al paciente a identificar periodos de transición de los roles a lo largo de la vida.
- 537016 servir como modelo de rol para prender nuevas conductas, según corresponda.
- 537018 facilitar la conversación sobre las expectativas entre el paciente y el ser querido en los pacientes en los papeles recíprocos.
- 537019 enseñar las nuevas conductas que necesita el paciente/progenitor para cumplir con un rol.

APOYO A LA FAMILIA 7140
Acciones:
- 714001 asegurar a la familia que al paciente se le brindan los mejores cuidados posibles.
- 714011 proporcionar ayuda para cubrir las necesidades básicas de la familia, como techo, comida y vestimenta.
- 714027 actuar en defensa de la familia, según corresponda.
- 714034 remitir a terapia familiar, si está indicado.
- 714035 informar a la familia sobre cómo ponerse de contacto con el personal de enfermería.

CLARIFICACION DE VALORES 5480
Acciones:
- 548001 tener en cuenta los aspectos éticos y legales de la libre elección, dada la situación particular, antes de comenzar la intervención.
- 548002 crear una atmosfera de aceptación, sin prejuicios.
- 548004 utilizar preguntas adecuadas para ayudar al paciente a reflexionar sobre la situación y lo que es personalmente importante.
- 548005 plantear preguntas reflexivas, clarificadoras, que den al paciente algo en que pensar.
- 548006 animar al paciente a hacer una lista de valores que guíen la conducta en distintos ambientes y tipos de situaciones.
- 548015 animar a tener en cuenta las preocupaciones.
- 548017 ayudar al paciente a priorizar los valores.
- 548020 proporcionar un refuerzo para las acciones en el plan que apoyen los valores del paciente.
- 548021 apoyar al paciente en la comunicación de los propios valores a los demás.

ELOGIO 4364
Acciones:
- 436402 ayudar a las personas a darse cuenta de sus puntos fuertes, potencial y capacidad personales.
- 436403 demostrar que se valora al individuo o a la familia.
- 436405 apoyar y alentar el aprendizaje.
- 436407 proporcionar una retroalimentación positiva para alentar y apoyar la nueva conducta.
- 436409 felicitar al individuo por conseguir un resultado mejor.
- 436411 facilitar la motivación para continuar con las modificaciones conductuales mejoradas para lograr el objetivo principal.

PATRON SEXUALIDAD-REPRODUCCION
DOMINIO 08: SEXUALIDAD
DIAGNOSTICO. Patrón sexual ineficaz (00065)
Def Expresiones de preocupación respecto a la propia sexualidad.

NIC

INTERVENCIONES
ASESORAMIENTO SEXUAL 5248
Acciones:
- 524801 establecer una relación terapéutica basada en la confianza y el respeto.
- 524803 proporcionar intimidad y asegurar la confidencialidad.
- 524804 explicar al paciente al principio de la relación que la sexualidad constituye una parte importante de la vida y que las enfermedades, los medicamentos y el estrés (u otros problemas o sucesos que experimenta el paciente) a menudo alteran el funcionamiento sexual.
- 524806 proporcionar información sobre el funcionamiento sexual según corresponda.
- 524809 comentar el efecto de la salud y la enfermedad sobre la sexualidad.
- 524810 discutir el efecto de la medicación sobre la sexualidad
- 524812 determinar el nivel de conocimiento y comprensión del paciente sobre la sexualidad en general.
- 524819 proporcionar información completa acerca de mitos sexuales y malas informaciones que el paciente pueda manifestar verbalmente.

ENSEÑANZA: RELACIONES SEXUALES SEGURAS 5622
- 562201 recopilar los antecedentes sexuales, incluyendo el número de parejas sexuales previas, la frecuencia de las relaciones sexuales, y los episodios pasados de infecciones/ enfermedades de transmisión sexual (ITS/ETS, así como sus tratamientos).
- 562203 instruir al paciente sobre las ETS y la concepción, cuando sea necesario.
- 562204 instruir a los pacientes sobre los factores que aumentan el riesgo de ETS (p.ej., relaciones sexuales sin protección, aumento de la superficie mucosa genital, aumento del número de contactos sexuales, presencia de ulceras genitales, enfermedad avanzada y relaciones sexuales durante la menstruaciones)
- 562206 comentar los métodos de protección para las relaciones sexuales y el sexo oral (p.ej., sin mediación, de barrera, vacunación, dispositivo intrauterino hormonal, abstinencia y la esterilización), incluyendo la eficacia y los efectos secundarios, contraindicaciones y los signos y síntomas que justifiquen la notificación de un profesional sanitario.
- 562208 proporcionar información precisa sobre las implicaciones de tener múltiples parejas sexuales.
- 562211 instruir al paciente sobre el uso correcto del preservativo (p.ej., como elegir, mantenerlo intacto, aplicar y quitar).

PLANIFICACION FAMILIAR: ANTICONCEPCION 6784
Acciones:
- 678401 evaluar los conocimientos y comprensión del paciente sobre las opciones de anticoncepción.
- 678404 determinar la capacidad y motivación para utilizar un método.
- 678407 comentar los métodos de anticoncepción (p.ej., sin medicación, de barrera, hormonal, DIU y esterilización), incluyendo su eficacia, efectos secundarios, contraindicaciones, signos y síntomas q deben notificarse a un profesional sanitario.
- 678411 comentar la anticoncepción de emergencia, según corresponda.
- 678413 informar sobre las relaciones sexuales seguras, según corresponda.

PATRON ROL-RELACIONES
DOMINIO 09: AFRONTAMIENTO/ TOLERANCIA AL ESTRÉS
<u>**DIAGNOSTICO. Síndrome de estrés del traslado (00114)**</u>
Def. Trastorno fisiológico y/o psicológico tras el traslado de un entorno a otro.

NIC

INTERVENCIONES
DISMINUCION DEL ESTRÉS POR TRASLADO 5350
Acciones:
- 535001 averiguar si el individuo a tenido traslados previos.
- 535005 examinar con el individuo las estrategias de afrontamiento previas.
- 535012 controlar la presencia de signos y síntomas fisiológicos y psicológicos de estrés por traslado (p.ej., anorexia, ansiedad, depresión, aumento de exigencias y desesperanza).
- 535014 ayudar al individuo en su periodo de duelo y a superar la pérdida del hogar, amigos e independencia.
- 535015 evaluar el impacto de la alteración del estilo de vida, perdida de hogar y adaptación al nuevo entorno.

APOYO EMOCIONAL 5270
Acciones:
- 527001 comentar la experiencia emocional con el paciente.
- 527003 realizar afirmaciones empáticas o de apoyo.
- 527006 ayudar al paciente a reconocer sentimientos tales como ansiedad, ira o tristeza.
- 527008 comentar las consecuencias de no abordar los sentimientos de ira o vergüenza.
- 527013 favorecer la conversación o el llanto con medio de disminuir la respuesta emocional.
- 527014 permanecer con el paciente y proporcionar sentimientos de seguridad durante los periodos de más ansiedad.

APOYO A LA FAMILIA 7140
Acciones:
- 714001 asegurar a la familia que al paciente se le brindan los mejores cuidados posibles.
- 714011 proporcionar ayuda para cubrir las necesidades básicas de la familia, como techo, comida y vestimenta.
- 714027 actuar en defensa de la familia, según corresponda.
- 714034 remitir a terapia familiar, si está indicado.
- 714035 informar a la familia sobre cómo ponerse de contacto con el personal de enfermería.

APOYO ESPIRITUAL 5420
Acciones:
- 542001 utilizar la comunicación terapéutica para establecer confianza y una asistencia empática.
- 542003 animar al individuo a revisar la vida pasada y centrarse en hechos y relaciones que proporcionaron fuerza y apoyos espirituales.
- 542004 tratar al individuo con dignidad y respeto.
- 542007 proporcionar privacidad y momentos de tranquilidad para actividades espirituales.
- 542009 enseñar método de relajación, meditación e imaginación guiada.
- 542013 estar abierto a las expresiones de preocupación del individuo.
- 542018 fomentar el uso de recursos espirituales si lo desea.

PATRON SEXUALIDAD- REPRODUCCION	
DOMINIO 09: AFRONTAMIENTO/ TOLERANCIA AL ESTRÉS	
DIAGNOSTICO. Síndrome del trauma posviolacion (00142)	
Def. Persistencia de una respuesta desadaptada a una penetración sexual forzada, violenta, contra la voluntad de la víctima y sin su consentimiento.	
NIC	
INTERVENCIONES	

ASESORAMIENTO 5240

Acciones:

- 524001 establecer una relación terapéutica basada en la confianza y el respeto.
- 524002 demostrar empatía, calidez y sinceridad.
- 544005 disponer la intimidad y asegurar la confidencialidad.
- 524007 favorecer la expresión de sentimientos.
- 524009 practicar técnicas de reflexión y clarificación para facilitar la expresión de preocupaciones.
- 524014 verbalizar la discrepancia entre los sentimientos y conducta del paciente.
- 524017 ayudar al paciente a que identifique sus puntos fuertes y reforzarlos.
- 524021 desaconsejar la toma de decisiones cuando el paciente se encuentre bajo mucho estrés, cuando se necesario.

TRATAMIENTO DEL TRAUMA DE LA VIOLACIÓN 6300

Acciones:

- 630001 ofrecer una persona de apoyo para acompañar a la paciente.
- 630002 explicar los procedimientos legales disponibles a la paciente.
- 630006 determinar la presencia de cortes, magulladuras, hemorragias, laceraciones y demás señales de violencia física.
- 630007 poner en práctica el protocolo de violaciones
- 630010 ofrecer medicación para evitar el embarazo, según corresponda.
- 630011 ofrecer medicación antibiótica profiláctica contra enfermedades venéreas, por orden médica.
- 630014 remitir as la paciente a un programa de defensa jurídica contra violaciones.

PATRON AFRONTAMIENTO- TOLERANCIA AL ESTRÉS
DOMINIO 09: AFRONTAMIENTO/ TOLERANCIA AL ESTRÉS
DIAGNOSTICO. Síndrome postraumático (00141)
Def. Persistencia de una respuesta desadaptada ante un acontecimiento traumático, abrumador.

NIC	

INTERVENCIONES
CONTROL DEL ESTADO DE ANIMO 5330
Acciones:
- 533001 evaluar el estado de ánimo (signos, síntomas, antecedentes personales) inicialmente y con regularidad, a medida que progresa el tratamiento.
- 533007 ajustar o interrumpir las medicaciones que pueden contribuir a las alteraciones del estado de ánimo (por prescripción adecuada de enfermeras tituladas con experiencia).
- 533010 ayudar con los autocuidados, si es necesario.
- 533011 vigilar el estado físico del paciente (peso corporal e hidratación).
- 533015 proporcionar oportunidades de actividad física (caminar, montar en bicicleta estática).

DISMINUCION DE LA ANSIEDAD 5820
Acciones:
- 582006 permanecer con el paciente para promover la seguridad y reducir el miedo.
- 582014 crear un ambiente que facilite la confianza.
- 582015 animar la manifestación de sentimientos, percepciones y miedos.
- 582022 determinar la capacidad de toma de decisiones del paciente.
- 582024 administrar medicamentos que reduzcan la ansiedad, según corresponda.
- 582025 observar si hay signos verbales y no verbales de ansiedad.

APOYO EMOCIONAL 5270
Acciones:
- 527001 comentar la experiencia emocional con el paciente.
- 527003 realizar afirmaciones empáticas o de apoyo.
- 527006 ayudar al paciente a reconocer sentimientos tales como ansiedad, ira o tristeza.
- 527008 comentar las consecuencias de no abordar los sentimientos de ira o vergüenza.
- 527013 favorecer la conversación o el llanto con medio de disminuir la respuesta emocional.
- 527014 permanecer con el paciente y proporcionar sentimientos de seguridad durante los periodos de más ansiedad.

APOYO EN LA PROTECCION CONTRA ABUSOS 6400
Acciones:
- 640001 identificar al adulto con un historial de infancia infeliz asociada con abusos, rechazo, exceso de crítica, o sentimientos de inutilidad y falta de amor cuando fue niño.
- 640006 identificar si el adulto con riesgos tiene amigos íntimos o familia disponible para ayudar con los niños cuando sea necesario.
- 640010 identificar las situaciones de crisis que puedan desencadenar los abusos, tales como pobreza, desempleo, divorcio o muerte de un ser querido.
- 640013 escuchar las explicaciones sobre la forma en que se produjeron la enfermedad o las lesiones.
- 640031 ayudar a las familias a identificar las estrategias que se deben seguir en situaciones de estrés.

PATRON cognitivo-perceptivo
DOMINIO 09: AFRONTAMIENTO/ TOLERANCIA AL ESTRÉS
DIAGNOSTICO. Aflicción crónica (00137)
Def. Patrón cíclico, recurrente y potencialmente progresivo de tristeza generalizada experimentando (por un familiar, cuidador, persona con una enfermedad crónica o discapacidad) en respuesta a una pérdida continua, en el curso de una enfermedad o discapacidad.

NIC

INTERVENCIONES
DAR ESPERANZA 5310
Acciones:
- 531003 mostrar esperanza reconociendo la valía intrínseca del paciente y viendo su enfermedad solo como una faceta de la persona.
- 531004 ampliar el repertorio de mecanismo de afrontamiento del paciente.
- 531008 evitar disfrazar la verdad.
- 531010 facilitar el alivio y disfrute de éxitos y experiencias anteriores del paciente/familia.
- 531013 implicar al paciente activamente en sus propios cuidados.
- 531016 explicar a la familia los aspectos positivos de la esperanza (desarrollar temas de conversación que tengan sentido y que reflejen el amor y la necesidad del paciente).

APOYO EMOCIONAL 5270
Acciones:
- 527001 comentar la experiencia emocional con el paciente.
- 527003 realizar afirmaciones empáticas o de apoyo.
- 527006 ayudar al paciente a reconocer sentimientos tales como ansiedad, ira o tristeza.
- 527008 comentar las consecuencias de no abordar los sentimientos de ira o vergüenza.
- 527013 favorecer la conversación o el llanto con medio de disminuir la respuesta emocional.
- 527014 permanecer con el paciente y proporcionar sentimientos de seguridad durante los periodos de más ansiedad.

APOYO EN LA TOMA DE DECISIONES 5250
Acciones:
- 525003 ayudar al paciente a identificar las ventajas e inconvenientes de cada alternativa.
- 525004 establecer comunicación con el paciente al principio de su ingreso.
- 525008 familiarizarse con la política y los procedimientos del centro.

CONTROL DEL ESTADO DE ANIMO 5330
Acciones:
- 533001 evaluar el estado de ánimo (signos, síntomas, antecedentes personales) inicialmente y con regularidad, a medida que progresa el tratamiento.
- 533007 ajustar o interrumpir las medicaciones que pueden contribuir a las alteraciones del estado de ánimo (por prescripción adecuada de enfermeras tituladas con experiencia).
- 533010 ayudar con los autocuidados, si es necesario.
- 533011 vigilar el estado físico del paciente (peso corporal e hidratación).
- 533015 proporcionar oportunidades de actividad física (caminar, montar en bicicleta estática).

PATRON AFRONTAMIENTO- TOLERANCIA AL ESTRÉS
DOMINIO 09: AFRONTAMIENTO/ TOLERANCIA AL ESTRÉS
DIAGNOSTICO. Afrontamiento defensivo (00071)

Def. Proyección repetida de una autoevaluación falsamente positiva basada en un patrón protector que defiende a la persona de lo que percibe como amenazas subyacentes a su autoimagen positiva.

NIC

INTERVENCIONES
FOMENTAR LA RESILIENCIA 8340
Acciones:
- 834001 facilitar la cohesión familiar.
- 834002 fomentar el apoyo familiar.
- 834005 facilitar la comunicación familiar.
- 834011 ayudar a la familia proporcionar un clima que favorezca el aprendizaje.
- 834014 fomentar conductas positivas de búsqueda de la salud.
- 834029 ayudar a jóvenes/familia/comunidades a ser optimistas respecto al futuro.

MEJORAR EL AFRONTAMIENTO 5230
Acciones:
- 523005 ayudar al paciente a resolver los problemas de forma constructiva.
- 523007 valorar el impacto de la situación vital del paciente en los papeles y en las relaciones.
- 523011 utilizar un enfoque sereno, tranquilizador.
- 523018 evaluar la capacidad del paciente para tomar decisiones.
- 523020 desalentar la toma de decisiones cuando el paciente se encuentre bajo un suerte estrés.

POTENCIACION DE LA AUTOCONCIENCIA 5390
Acciones:
- 539001 animar al paciente a reconocer y discutir sus pensamientos y sentimientos.
- 539007 ayudar al paciente a identificar las prioridades de la vida.
- 539009 manifestar verbalmente la negación de la realidad por parte del paciente, según corresponda.
- 539010 confrontar los sentimientos ambivalentes (enojado o deprimido) del paciente.
- 539011 hacer observaciones sobre el estado actual del paciente.
- 539013 ayudar al paciente a cambiar la visión de sí mismo como víctima mediante la definición de sus propios derechos, según proceda.
- 539016 ayudar al paciente las situaciones que precipiten su ansiedad.
- 539022 ayudar al paciente a identificar la fuente de motivación.
- 539023 ayudar al paciente a identificar conductas que sean autodestructivas.

PATRON AFRONTAMIENTO- TOLERANCIA AL ESTRÉS
DOMINIO 09: AFRONTAMIENTO/ TOLERANCIA AL ESTRÉS
DIAGNOSTICO. Afrontamiento ineficaz (00069)
Def. Incapacidad para formular una apreciación valida de los agentes estresantes, elecciones inadecuadas de respuestas practicadas y/o incapacidad para utilizar los recursos disponibles.

NIC

INTERVENCIONES
APOYO EN LA TOMA DE DECISIONES 5250
Acciones:
- 525003 ayudar al paciente a identificar las ventajas e inconvenientes de cada alternativa.
- 525004 establecer comunicación con el paciente al principio de su ingreso.
- 525008 familiarizarse con la política y los procedimientos del centro.

ENTRENAMIENTO PARA CONTROLAR LOS IMPULSOS 4370
Acciones:
- 437001 seleccionar la estrategia de solución de problemas adecuada al nivel de desarrollo y la función cognitiva del paciente.
- 437002 utilizar un plan de la modificación de la conducta que sea apropiado para reforzar la estrategia de solución del problema que se haya enseñado.
- 437003 ayudar al paciente a identificar el problema o situación que requiera una acción meditada.
- 437004 enseñar al paciente a detenerse y pensar antes de comportarse impulsivamente.
- 437006 ayudar al paciente el curso de acción más beneficioso.
- 437008 proporcionar un refuerzo positivo (alabar y recompensar) de los resultados satisfactorios.
- 437010 ayudar al paciente a determinar cómo se podrían haber evitado los resultados insatisfactorios si se hubieran elegido conductas diferentes

MEJORAR EL AFRONTAMIENTO 5230
Acciones:
- 523005 ayudar al paciente a resolver los problemas de forma constructiva.
- 523007 valorar el impacto de la situación vital del paciente en los papeles y en las relaciones.
- 523011 utilizar un enfoque sereno, tranquilizador.
- 523018 evaluar la capacidad del paciente para tomar decisiones.
- 523020 desalentar la toma de decisiones cuando el paciente se encuentre bajo un suerte estrés.

APOYO EMOCIONAL 5270
Acciones:
- 527001 comentar la experiencia emocional con el paciente.
- 527003 realizar afirmaciones empáticas o de apoyo.
- 527006 ayudar al paciente a reconocer sentimientos tales como ansiedad, ira o tristeza.
- 527008 comentar las consecuencias de no abordar los sentimientos de ira o vergüenza.
- 527013 favorecer la conversación o el llanto con medio de disminuir la respuesta emocional.
- 527014 permanecer con el paciente y proporcionar sentimientos de seguridad durante los periodos de más ansiedad.

PATRON AFRONTAMIENTO- TOLERANCIA AL ESTRÉS
DOMINIO 09: AFRONTAMIENTO/ TOLERANCIA AL ESTRÉS
DIAGNOSTICO. Afrontamiento familiar comprometido (00074)

Def. Una persona de referencia que habitualmente brinda soporte (familiar, persona significativa o amigo íntimo) proporciona un apoyo, confort, ayuda o estimulo que puede ser necesario para que el paciente maneje o domine las tareas adaptativas relacionadas con su reto de salud, que es insuficiente, ineficaz o está comprometido.

NIC

INTERVENCIONES
FOMENTAR LA IMPLICACION FAMILIA 7110
Acciones:
- 711002 identificar la capacidad de los miembros de la familia para implicarse en el cuidado del paciente.
- 711004 identificar los déficits de autocuidado del paciente.
- 711009 observar la estructura familiar y sus roles.
- 711015 identificar otros factores estresantes situacionales para los miembros de la familia.
- 711028 proporcionar el apoyo necesario para que la familia tome decisiones informadas

APOYO A LA FAMILIA 7140
Acciones:
- 714001 asegurar a la familia que al paciente se le brindan los mejores cuidados posibles.
- 714011 proporcionar ayuda para cubrir las necesidades básicas de la familia, como techo, comida y vestimenta.
- 714027 actuar en defensa de la familia, según corresponda.
- 714034 remitir a terapia familiar, si está indicado.
- 714035 informar a la familia sobre cómo ponerse de contacto con el personal de enfermería.

APOYO EMOCIONAL 5270
Acciones:
- 527001 comentar la experiencia emocional con el paciente.
- 527003 realizar afirmaciones empáticas o de apoyo.
- 527006 ayudar al paciente a reconocer sentimientos tales como ansiedad, ira o tristeza.
- 527008 comentar las consecuencias de no abordar los sentimientos de ira o vergüenza.
- 527013 favorecer la conversación o el llanto con medio de disminuir la respuesta emocional.
- 527014 permanecer con el paciente y proporcionar sentimientos de seguridad durante los periodos de más ansiedad.

ESTIMULACION DE LA INTEGRIDAD FAMILIAR 7100
Acciones:
- 710001 escuchar a los miembros de la familia.
- 710002 establecer una relación de confianza con los miembros de la familia.
- 710005 ayudar a la familia a resolver los sentimientos irreales de culpa o responsabilidad, si está justificado.
- 710007 comprobar las relaciones familiares actuales.
- 710010 ayudar a la familia en la resolución de problemas.
- 710013 proporcionar intimidad a la familia.
- 710024 determinar los sentimientos de la familia respecto a su situación.

PATRON AUTOPERCEPCION- AUTOCONCEPTO
DOMINIO 09: AFRONTAMIENTO/ TOLERANCIA AL ESTRÉS
DIAGNOSTICO. Afrontamiento familiar incapacitante (00073)

Def. Comportamiento de una persona de referencia (familiar, persona significativa o amigo íntimo) que inhabilita sus propias capacidades y de las del paciente para abordar de forma eficaz las tareas esenciales para la adaptación de uno de ellos al reto de salud.

NIC	

INTERVENCIONES

FOMENTAR LA IMPLICACION FAMILIA 7110
Acciones:
- 711002 identificar la capacidad de los miembros de la familia para implicarse en el cuidado del paciente.
- 711004 identificar los déficits de autocuidado del paciente.
- 711009 observar la estructura familiar y sus roles.
- 711015 identificar otros factores estresantes situacionales para los miembros de la familia.
- 711028 proporcionar el apoyo necesario para que la familia tome decisiones informadas

TERAPIA FAMILIAR 7150
Acciones:
- 715002 determinar los patrones de comunicación de la familia.
- 715003 identificar el modo de resolución de problemas de la familia.
- 715004 determinar la manera de tomar formas de la familia.
- 715005 determinar si se están produciendo abuso en la familia.
- 715006 identificar los puntos fuertes/recursos de la familia.
- 715008 identificar las alteraciones especificas relacionadas con las expectativas del desempeño de papales.
- 715009 determinar si algún familiar tiene problemas con el abuso de sustancias.
- 715013 ayudar a los familiares a comunicarse con más eficacia.
- 715017 facilitar estrategias para facilitar el estrés.
- 715018 proporcionar educación e información.
- 715019 ayudar a la familia a mejorar las estrategias de afrontamiento positivas existentes.

APOYO A LA FAMILIA 7140
Acciones:
- 714001 asegurar a la familia que al paciente se le brindan los mejores cuidados posibles.
- 714011 proporcionar ayuda para cubrir las necesidades básicas de la familia, como techo, comida y vestimenta.
- 714027 actuar en defensa de la familia, según corresponda.
- 714034 remitir a terapia familiar, si está indicado.
- 714035 informar a la familia sobre cómo ponerse de contacto con el personal de enfermería.

PATRON AUTOPERCEPCION- AUTOCONCEPTO
DOMINIO 09: AFRONTAMIENTO/ TOLERANCIA AL ESTRÉS
DIAGNOSTICO. Ansiedad (00146)
Def. Sensación vaga e intranquilizadora de malestar o amenaza acompañada de una respuesta autónoma (el origen de la cual con frecuencia es inespecífico o desconocido para la persona); sentimiento de aprensión causado por la anticipación de un peligro. Es una señal de alerta que advierte de un peligro inminente y permite a la persona tomar medidas para afrontar la amenaza

NIC	

INTERVENCIONES
DISMINUCION DE LA ANSIEDAD 5820
Acciones:
- 582006 permanecer con el paciente para promover la seguridad y reducir el miedo.
- 582014 crear un ambiente que facilite la confianza.
- 582015 animar la manifestación de sentimientos, percepciones y miedos.
- 582022 determinar la capacidad de toma de decisiones del paciente.
- 582024 administrar medicamentos que reduzcan la ansiedad, según corresponda.
- 582025 observar si hay signos verbales y no verbales de ansiedad.

POTENCIACION DE LA SEGURIDAD 5380
Acciones:
- 538001 disponer un ambiente no amenazador.
- 538002 mostrar calma.
- 538003 pasar tiempo con el paciente.
- 538004 ofrecer quedarse con el paciente durante las interacciones iniciales con otras personas.
- 538005 permanecer con el paciente para fomentar su seguridad durante los periodos de ansiedad.
- 538008 evitar producir situaciones emocionales intensas.
- 538014 escuchar los miedos del paciente.
- 538018 explicar al paciente/familia todas las pruebas y procedimientos.

TECNICAS DE RELAJACION 5880
Acciones:
- 588002 mantener el contacto visual con el paciente.
- 588003 eliminar los estímulos que crean miedo o ansiedad.
- 588004 permanecer con el paciente.
- 588012 proporcionar tiempo y espacio a solas, según corresponda.
- 588013 sentarse y hablar con el paciente.
- 588014 facilitar la expresión de ira por parte del paciente de una manera constructiva.
- 588019 instruir al paciente sobre métodos que disminuyan la ansiedad (p.ej., técnicas de respiración lenta, distracción, visualización, meditación, relajación muscular progresiva, escuchar música calmante), según corresponda.
- 588020 proporcionar ansiolíticos, según precise.

PATRON AUTOPERCEPCION- AUTOCONCEPTO
DOMINIO 09: AFRONTAMIENTO/ TOLERANCIA AL ESTRÉS
<u>DIAGNOSTICO. Ansiedad ante la muerte (00147)</u>
Def. Sensación vaga e intranquilizante de malestar o temor provocada por la percepción de una amenaza real o imaginada para la propia existencia.

NIC	

INTERVENCIONES
APOYO ESPIRITUAL 5420
Acciones:
- 542001 utilizar la comunicación terapéutica para establecer confianza y una asistencia empática.
- 542003 animar al individuo a revisar la vida pasada y centrarse en hechos y relaciones que proporcionaron fuerza y apoyos espirituales.
- 542004 tratar al individuo con dignidad y respeto.
- 542007 proporcionar privacidad y momentos de tranquilidad para actividades espirituales.
- 542009 enseñar método de relajación, meditación e imaginación guiada.
- 542013 estar abierto a las expresiones de preocupación del individuo.
- 542018 fomentar el uso de recursos espirituales si lo desea.

DISMINUCION DE LA ANSIEDAD 5820
Acciones:
- 582006 permanecer con el paciente para promover la seguridad y reducir el miedo.
- 582014 crear un ambiente que facilite la confianza.
- 582015 animar la manifestación de sentimientos, percepciones y miedos.
- 582022 determinar la capacidad de toma de decisiones del paciente.
- 582024 administrar medicamentos que reduzcan la ansiedad, según corresponda.
- 582025 observar si hay signos verbales y no verbales de ansiedad.

APOYO EMOCIONAL 5270
Acciones:
- 527001 comentar la experiencia emocional con el paciente.
- 527003 realizar afirmaciones empáticas o de apoyo.
- 527006 ayudar al paciente a reconocer sentimientos tales como ansiedad, ira o tristeza.
- 527008 comentar las consecuencias de no abordar los sentimientos de ira o vergüenza.
- 527013 favorecer la conversación o el llanto con medio de disminuir la respuesta emocional.
- 527014 permanecer con el paciente y proporcionar sentimientos de seguridad durante los periodos de más ansiedad.

DAR ESPERANZA 5310
Acciones:
- 531003 mostrar esperanza reconociendo la valía intrínseca del paciente y viendo su enfermedad solo como una faceta de la persona.
- 531004 ampliar el repertorio de mecanismo de afrontamiento del paciente.
- 531008 evitar disfrazar la verdad.
- 531010 facilitar el alivio y disfrute de éxitos y experiencias anteriores del paciente/familia.
- 531013 implicar al paciente activamente en sus propios cuidados.

PATRON ROL- RELACIONES
DOMINIO 09: AFRONTAMIENTO/ TOLERANCIA AL ESTRÉS
<u>**DIAGNOSTICO. Duelo (00136)**</u>

Def. Complejo proceso normal que incluye respuestas que incluyen respuestas y conductas físicas, emocionales, espirituales sociales e intelectuales mediante las que las personas, familias y comunidades incorporan en su vida diaria una pérdida real, anticipada o percibida.

NIC	

INTERVENCIONES
FACILITAR EL DUELO 5290
Acciones:
- 529002 ayudar al paciente a identificar la naturaleza de apego al objeto o persona que se ha perdido.
- 529004 fomentar la expresión de sentimientos acerca de la perdida.
- 529007 animar al paciente que manifieste verbalmente los sentimientos de la perdida tanto ´pasados como actuales.
- 529011 apoyar la progresión a través de los estadios personales de duelo.
- 529013 ayudar al paciente a identificar estrategias personales de afrontamiento.
- 529016 responder a las preguntas de los niños relacionados con la perdida.

MEJORAR EL AFRONTAMIENTO 5230
Acciones:
- 523005 ayudar al paciente a resolver los problemas de forma constructiva.
- 523007 valorar el impacto de la situación vital del paciente en los papeles y en las relaciones.
- 523011 utilizar un enfoque sereno, tranquilizador.
- 523018 evaluar la capacidad del paciente para tomar decisiones.
- 523020 desalentar la toma de decisiones cuando el paciente se encuentre bajo un suerte estrés.

APOYO A LA FAMILIA 7140
Acciones:
- 714001 asegurar a la familia que al paciente se le brindan los mejores cuidados posibles.
- 714011 proporcionar ayuda para cubrir las necesidades básicas de la familia, como techo, comida y vestimenta.
- 714027 actuar en defensa de la familia, según corresponda.
- 714034 remitir a terapia familiar, si está indicado.
- 714035 informar a la familia sobre cómo ponerse de contacto con el personal de enfermería.

APOYO EMOCIONAL 5270
Acciones:
- 527001 comentar la experiencia emocional con el paciente.
- 527003 realizar afirmaciones empáticas o de apoyo.
- 527006 ayudar al paciente a reconocer sentimientos tales como ansiedad, ira o tristeza.
- 527008 comentar las consecuencias de no abordar los sentimientos de ira o vergüenza.
- 527013 favorecer la conversación o el llanto con medio de disminuir la respuesta emocional.
- 527014 permanecer con el paciente y proporcionar sentimientos de seguridad durante los periodos de más ansiedad.

PATRON AFRONTAMIENTO- TOLERANCIA DEL ESTRÉS
DOMINIO 09: AFRONTAMIENTO/ TOLERANCIA AL ESTRÉS
DIAGNOSTICO. Estrés por sobrecarga (00177)
Def. Excesiva cantidad y tipo de demandas que requiere acción.

NIC

INTERVENCIONES
MEJORAR EL AFRONTAMIENTO 5230
Acciones:
- 523005 ayudar al paciente a resolver los problemas de forma constructiva.
- 523007 valorar el impacto de la situación vital del paciente en los papeles y en las relaciones.
- 523011 utilizar un enfoque sereno, tranquilizador.
- 523018 evaluar la capacidad del paciente para tomar decisiones.
- 523020 desalentar la toma de decisiones cuando el paciente se encuentre bajo un suerte estrés.

APOYO EMOCIONAL 5270
Acciones:
- 527001 comentar la experiencia emocional con el paciente.
- 527003 realizar afirmaciones empáticas o de apoyo.
- 527006 ayudar al paciente a reconocer sentimientos tales como ansiedad, ira o tristeza.
- 527008 comentar las consecuencias de no abordar los sentimientos de ira o vergüenza.
- 527013 favorecer la conversación o el llanto con medio de disminuir la respuesta emocional.
- 527014 permanecer con el paciente y proporcionar sentimientos de seguridad durante los periodos de más ansiedad.

APOYO EN LA TOMA DE DECISIONES 5250
Acciones:
- 525003 ayudar al paciente a identificar las ventajas e inconvenientes de cada alternativa.
- 525004 establecer comunicación con el paciente al principio de su ingreso.
- 525006 obtener el consentimiento informado cuando se requiera.
- 525007 facilitar la toma de decisiones en colaboración.
- 525008 familiarizarse con la política y los procedimientos del centro.
- 525009 respetar el derecho del paciente a recibir o no información.
- 525010 proporcionar la información solicitada por el paciente.

DISMINUCION DE LA ANSIEDAD 5820
Acciones:
- 582006 permanecer con el paciente para promover la seguridad y reducir el miedo.
- 582014 crear un ambiente que facilite la confianza.
- 582015 animar la manifestación de sentimientos, percepciones y miedos.
- 582022 determinar la capacidad de toma de decisiones del paciente.
- 582024 administrar medicamentos que reduzcan la ansiedad, según corresponda.
- 582025 observar si hay signos verbales y no verbales de ansiedad.

PATRON AUTOPERCEPCION- AUTOCONCEPTO
DOMINIO 09: AFRONTAMIENTO/ TOLERANCIA AL ESTRÉS
DIAGNOSTICO. Impotencia (00125)
Def. experiencia de falta de control sobre una situación, incluyendo la percepción de que las propias acciones no afectan significativamente al resultado

NIC	

INTERVENCIONES
APOYO EN LA TOMA DE DECISIONES 5250
Acciones:
- 525003 ayudar al paciente a identificar las ventajas e inconvenientes de cada alternativa.
- 525004 establecer comunicación con el paciente al principio de su ingreso.
- 525006 obtener el consentimiento informado cuando se requiera.
- 525007 facilitar la toma de decisiones en colaboración.
- 525008 familiarizarse con la política y los procedimientos del centro.
- 525009 respetar el derecho del paciente a recibir o no información.
- 525010 proporcionar la información solicitada por el paciente.

MEJORA DE LA AUTOCONFIANZA 5395
Acciones:
- 539504 Identificar los obstáculos al cambio de conducta.
- 539505 proporcionar información sobre la conducta deseada.
- 539507 reforzar la confianza al hacer cambios de conducta y emprender la acción.

APOYO EMOCIONAL 5270
Acciones:
- 527001 comentar la experiencia emocional con el paciente.
- 527003 realizar afirmaciones empáticas o de apoyo.
- 527006 ayudar al paciente a reconocer sentimientos tales como ansiedad, ira o tristeza.
- 527008 comentar las consecuencias de no abordar los sentimientos de ira o vergüenza.
- 527013 favorecer la conversación o el llanto con medio de disminuir la respuesta emocional.
- 527014 permanecer con el paciente y proporcionar sentimientos de seguridad durante los periodos de más ansiedad.

CONTROL DEL ESTADO DE ANIMO 5330
Acciones:
- 533001 evaluar el estado de ánimo (signos, síntomas, antecedentes personales) inicialmente y con regularidad, a medida que progresa el tratamiento.
- 533007 ajustar o interrumpir las medicaciones que pueden contribuir a las alteraciones del estado de ánimo (por prescripción adecuada de enfermeras tituladas con experiencia).
- 533010 ayudar con los autocuidados, si es necesario.
- 533011 vigilar el estado físico del paciente (peso corporal e hidratación).
- 533015 proporcionar oportunidades de actividad física (caminar, montar en bicicleta estática).

PATRON AFRONTAMIENTO- TOLERANCIA DEL ESTRÉS
DOMINIO 09: AFRONTAMIENTO/ TOLERANCIA AL ESTRÉS
DIAGNOSTICO. Negación ineficaz (00072)

Def. Intento consiente e inconsciente de pasar por alto el conocimiento o significado de un acontecimiento para reducir la ansiedad y/o el temor, que conduce a un detrimento de la salud.

NIC	

INTERVENCIONES

DISMINUCION DE LA ANSIEDAD 5820
Acciones:
- 582006 permanecer con el paciente para promover la seguridad y reducir el miedo.
- 582014 crear un ambiente que facilite la confianza.
- 582015 animar la manifestación de sentimientos, percepciones y miedos.
- 582022 determinar la capacidad de toma de decisiones del paciente.
- 582024 administrar medicamentos que reduzcan la ansiedad, según corresponda.
- 582025 observar si hay signos verbales y no verbales de ansiedad.

MEJORAR EL AFRONTAMIENTO 5230
Acciones:
- 523005 ayudar al paciente a resolver los problemas de forma constructiva.
- 523007 valorar el impacto de la situación vital del paciente en los papeles y en las relaciones.
- 523011 utilizar un enfoque sereno, tranquilizador.
- 523018 evaluar la capacidad del paciente para tomar decisiones.
- 523020 desalentar la toma de decisiones cuando el paciente se encuentre bajo un suerte estrés.

APOYO EMOCIONAL 5270
Acciones:
- 527001 comentar la experiencia emocional con el paciente.
- 527003 realizar afirmaciones empáticas o de apoyo.
- 527006 ayudar al paciente a reconocer sentimientos tales como ansiedad, ira o tristeza.
- 527008 comentar las consecuencias de no abordar los sentimientos de ira o vergüenza.
- 527013 favorecer la conversación o el llanto con medio de disminuir la respuesta emocional.
- 527014 permanecer con el paciente y proporcionar sentimientos de seguridad durante los periodos de más ansiedad.

POTENCIACION DE LA AUTOCONCIENCIA 5390
Acciones:
- 539001 animar al paciente a reconocer y discutir sus pensamientos y sentimientos.
- 539007 ayudar al paciente a identificar las prioridades de la vida.
- 539009 manifestar verbalmente la negación de la realidad por parte del paciente, según corresponda.
- 539010 confrontar los sentimientos ambivalentes (enojado o deprimido) del paciente.
- 539011 hacer observaciones sobre el estado actual del paciente.
- 539013 ayudar al paciente a cambiar la visión de sí mismo como víctima mediante la definición de sus propios derechos, según proceda.
- 539016 ayudar al paciente las situaciones que precipiten su ansiedad.
- 539022 ayudar al paciente a identificar la fuente de motivación.
- 539023 ayudar al paciente a identificar conductas que sean autodestructivas.

PATRON AFRONTAMIENTO- TOLERANCIA DEL ESTRÉS
DOMINIO 09: AFRONTAMIENTO/ TOLERANCIA AL ESTRÉS
DIAGNOSTICO. Deterioro de la resiliencia personal (00210)
Def. Reducción de la capacidad para mantener un patrón de respuestas positivas ante una situación adversa o una crisis.

NIC

INTERVENCIONES
FOMENTAR LA RESILIENCIA 8340
Acciones:
- 834001 facilitar la cohesión familiar.
- 834002 fomentar el apoyo familiar.
- 834005 facilitar la comunicación familiar.
- 834011 ayudar a la familia proporcionar un clima que favorezca el aprendizaje.
- 834014 fomentar conductas positivas de búsqueda de la salud.
- 834029 ayudar a jóvenes/familia/comunidades a ser optimistas respecto al futuro.

AYUDA PARA EL CONTROL DEL ENFADO 4640
Acciones:
- 464002 utilizar un acercamiento que sea sereno y que de seguridad.
- 464004 limitar el acceso a situaciones hasta que el paciente sea capaz que sea capaz de expresar el enfado de una manera adaptada a las circunstancias.
- 464007 evitar daños físicos si el enfado se dirige a uno mismo o a otros (limitar y retirar los objetos potencialmente hirientes).
- 464012 ayudar al paciente a identificar la causa del enfado.
- 464015 ayudar al paciente en la planificación de estrategias que eviten la manifestación inadecuada del enfado.
- 464018 instruir al paciente sobre las medidas que proporcionen calma (descanso y respiraciones profundas).

CONTROL DEL ESTADO DE ANIMO 5330
Acciones:
- 533001 evaluar el estado de ánimo (signos, síntomas, antecedentes personales) inicialmente y con regularidad, a medida que progresa el tratamiento.
- 533007 ajustar o interrumpir las medicaciones que pueden contribuir a las alteraciones del estado de ánimo (por prescripción adecuada de enfermeras tituladas con experiencia).
- 533010 ayudar con los autocuidados, si es necesario.
- 533011 vigilar el estado físico del paciente (peso corporal e hidratación).
- 533015 proporcionar oportunidades de actividad física (caminar, montar en bicicleta estática).

PATRON AUTOPERCEPCION- AUTOCONCEPTO
DOMINIO 09: AFRONTAMIENTO/ TOLERANCIA AL ESTRÉS
DIAGNOSTICO. Temor (00148)
Def. Respuesta a la percepción de una amenaza que se reconoce conscientemente como un peligro.

NIC	

INTERVENCIONES
DISMINUCION DE LA ANSIEDAD 5820
Acciones:
- 582006 permanecer con el paciente para promover la seguridad y reducir el miedo.
- 582014 crear un ambiente que facilite la confianza.
- 582015 animar la manifestación de sentimientos, percepciones y miedos.
- 582022 determinar la capacidad de toma de decisiones del paciente.
- 582024 administrar medicamentos que reduzcan la ansiedad, según corresponda.
- 582025 observar si hay signos verbales y no verbales de ansiedad.

MEJORAR EL AFRONTAMIENTO 5230
Acciones:
- 523005 ayudar al paciente a resolver los problemas de forma constructiva.
- 523007 valorar el impacto de la situación vital del paciente en los papeles y en las relaciones.
- 523011 utilizar un enfoque sereno, tranquilizador.
- 523018 evaluar la capacidad del paciente para tomar decisiones.
- 523020 desalentar la toma de decisiones cuando el paciente se encuentre bajo un suerte estrés.

POTENCIACION DE LA SEGURIDAD 5380
Acciones:
- 538001 disponer un ambiente no amenazador.
- 538002 mostrar calma.
- 538003 pasar tiempo con el paciente.
- 538004 ofrecer quedarse con el paciente durante las interacciones iniciales con otras personas.
- 538005 permanecer con el paciente para fomentar su seguridad durante los periodos de ansiedad.
- 538008 evitar producir situaciones emocionales intensas.
- 538014 escuchar los miedos del paciente.
- 538018 explicar al paciente/familia todas las pruebas y procedimientos.

APOYO EMOCIONAL 5270
Acciones:
- 527001 comentar la experiencia emocional con el paciente.
- 527003 realizar afirmaciones empáticas o de apoyo.
- 527006 ayudar al paciente a reconocer sentimientos tales como ansiedad, ira o tristeza.
- 527008 comentar las consecuencias de no abordar los sentimientos de ira o vergüenza.
- 527013 favorecer la conversación o el llanto con medio de disminuir la respuesta emocional.
- 527014 permanecer con el paciente y proporcionar sentimientos de seguridad durante los periodos de más ansiedad

PATRON VALORES-CREENCIAS
DOMINIO 10: PRINCIPIOS VITALES
DIAGNOSTICO. Disposición para mejorar el bienestar espiritual (00068)
Def. Patrón de experimentación e integración del significado y propósitos de la vida mediante la conexión con el yo, los otros, el arte, la música, la literatura, la naturaleza o un poder superior al propio yo que es suficiente para el bienestar y que puede ser reforzado.

NIC	

INTERVENCIONES
FACILITAR EL CRECIMIENTO ESPIRUTUAL 5426
Acciones:
- 542601 mostrar asistencia y consuelo pasando tiempo con el paciente, con la familia del paciente y con los allegados.
- 542602 fomentar la conversación que ayude al paciente a organizar los intereses espirituales.
- 542603 modelar habilidades saludable de relación y razonamiento.
- 542604 ayudar al paciente a identificar las barreras y actitudes que dificultan el crecimiento y autodescubrimiento.
- 542607 fomentar el uso de celebraciones y rituales espirituales.
- 542609 fomentar la exploración del paciente de su compromiso espiritual según sus creencias y valores.
- 542610 proporcionar un entorno que favorezca una actitud meditativa/contemplativa para la autorreflexión.
- 542611 ayudar al paciente a explorar las creencias en relación con la curación del cuerpo, la mente y el espíritu.

APOYO ESPIRITUAL 5420
Acciones:
- 542001 utilizar la comunicación terapéutica para establecer confianza y una asistencia empática.
- 542003 animar al individuo a revisar la vida pasada y centrarse en hechos y relaciones que proporcionaron fuerza y apoyos espirituales.
- 542004 tratar al individuo con dignidad y respeto.
- 542007 proporcionar privacidad y momentos de tranquilidad para actividades espirituales.
- 542009 enseñar método de relajación, meditación e imaginación guiada.
- 542013 estar abierto a las expresiones de preocupación del individuo.
- 542018 fomentar el uso de recursos espirituales si lo desea.

FACILITAR EL PERDON 5280
Acciones:
- 528001 identificar las opiniones del paciente que pueden dificultar/ayudar a olvidar el problema.
- 528003 escuchar con empatía son moralizar o recurrir a tópicos.
- 528005 ayudar al paciente a explorar sus sentimientos de ira, amargura y resentimiento.
- 528007 explorar las posibilidades de enmienda y reconciliación con uno mismo, con los demás y/o con un poder superior.
- 528008 ayudar al paciente a examinar la dimensión saludable y curativa del perdón.
- 528009 ayudar al paciente a vencer bloqueos para la curación utilizando practicas espirituales (p.ej., oraciones de alabanza, guía y discernimiento, curación, contacto y visualización de la curación y agradecimiento), según sea conveniente.

PATRON COGNITIVO-PERCEPTIVO
DOMINIO 10: PRINCIPIOS VITALES
DIAGNOSTICO. Sufrimiento moral (00175)
Def. Respuesta a la incapacidad para llevar a cabo las decisiones/acciones éticas/morales elegidas.

NIC	

INTERVENCIONES
APOYO EN LA TOMA DE DECISIONES 5250
Acciones:
- 525003 ayudar al paciente a identificar las ventajas e inconvenientes de cada alternativa.
- 525004 establecer comunicación con el paciente al principio de su ingreso.
- 525008 familiarizarse con la política y los procedimientos del centro.

MEDIACION DE CONFLICTOS 5020
Acciones:
- 502001 proporcionar un lugar reservado y neutral para conversar.
- 502002 permitir que las partes expresen sus preocupaciones.
- 502003 ofrecer consejos durante todo el proceso.
- 502004 mantener la neutralidad durante todo el proceso.
- 502005 emplear diversas técnicas de comunicación (p. ej., escucha activa, preguntas, paráfrasis, reflexión).
- 502006 facilitar la definición de los problemas.
- 502007 ayudara las partes a identificar las posibles soluciones de los problemas.
- 502010 controlar el trascurso del proceso de mediación.

APOYO EMOCIONAL 5270
Acciones:
- 527001 comentar la experiencia emocional con el paciente.
- 527003 realizar afirmaciones empáticas o de apoyo.
- 527006 ayudar al paciente a reconocer sentimientos tales como ansiedad, ira o tristeza.
- 527008 comentar las consecuencias de no abordar los sentimientos de ira o vergüenza.
- 527013 favorecer la conversación o el llanto con medio de disminuir la respuesta emocional.
- 527014 permanecer con el paciente y proporcionar sentimientos de seguridad durante los periodos de más ansiedad.

APOYO ESPIRITUAL 5420
Acciones:
- 542001 utilizar la comunicación terapéutica para establecer confianza y una asistencia empática.
- 542003 animar al individuo a revisar la vida pasada y centrarse en hechos y relaciones que proporcionaron fuerza y apoyos espirituales.
- 542004 tratar al individuo con dignidad y respeto.
- 542007 proporcionar privacidad y momentos de tranquilidad para actividades espirituales.
- 542009 enseñar método de relajación, meditación e imaginación guiada.
- 542013 estar abierto a las expresiones de preocupación del individuo.
- 542018 fomentar el uso de recursos espirituales si lo desea.

PATRON COGNITIVO-PERCEPTIVO
DOMINIO 10: PRINCIPIOS VITALES
DIAGNOSTICO. Disposición para mejorar la toma de decisiones (00184)
Def. Patrón de elección del rumbo de las acciones que es suficiente para alcanzar los objetivos a corto y largo plazo relacionados con la salud y que puede ser reforzado.

NIC	

INTERVENCIONES
APOYO EN LA TOMA DE DECISIONES 5250
Acciones:
- 525003 ayudar al paciente a identificar las ventajas e inconvenientes de cada alternativa.
- 525004 establecer comunicación con el paciente al principio de su ingreso.
- 525008 familiarizarse con la política y los procedimientos del centro.

MEJORA DE LA AUTOCONFIANZA 5395
Acciones:
- 539504 Identificar los obstáculos al cambio de conducta.
- 539505 proporcionar información sobre la conducta deseada.
- 539507 reforzar la confianza al hacer cambios de conducta y emprender la acción.

ASESORAMIENTO 5240
Acciones:
- 524001 establecer una relación terapéutica basada en la confianza y el respeto.
- 524002 demostrar empatía, calidez y sinceridad.
- 544005 disponer la intimidad y asegurar la confidencialidad.
- 524007 favorecer la expresión de sentimientos.
- 524009 practicar técnicas de reflexión y clarificación para facilitar la expresión de preocupaciones.
- 524014 verbalizar la discrepancia entre los sentimientos y conducta del paciente.
- 524017 ayudar al paciente a que identifique sus puntos fuertes y reforzarlos.
- 524021 desaconsejar la toma de decisiones cuando el paciente se encuentre bajo mucho estrés, cuando se necesario.

FACILITAR LA AUTORESPONSABILIDAD 4480
Acciones:
- 448004 fomentar la verbalización de sentimientos, percepciones y miedos por asumir la responsabilidad.
- 448007 comentar las consecuencias de no asumir las responsabilidades propias.
- 448009 establecer límites sobre las conductas manipuladoras.
- 448018 proporcionar una retroalimentación positiva a la aceptación de un cambio de conducta.

PATRON NUTRICIONAL-METABOLICO
DOMINIO 11: SEGURIDAD/PROTECCION
DIAGNOSTICO. Deterioro de la integridad tisular (00044)
Def. Lesión de la membrana mucosa, corneal, integumentaria o de los tejidos subcutáneos.

NIC

INTERVENCIONES
CUIDADO DE LAS HERIDAS 3660
Acciones:
- 366003 monitorizar las características de la herida, incluyendo drenaje, color tamaño y olor.
- 366005 extraer el material incrustado (astilla, garrapata, cristal, grava, metal), según sea necesario.
- 366006 limpiar con solución salina fisiológica o un limpiador no tóxico, según corresponda.
- 366011 aplicar un vendaje apropiado al tipo de la herida.
- 366016 inspeccionar la herida cada vez que se cambie el vendaje.
- 366029 enseñar al paciente y a la familia los signos y síntomas de infección.

PROTECCION CONTRA LAS INFECCIONES 6650
Acciones:
- 665001 observar los signos y síntomas de infección sistemática y localizada.
- 665002 observar la vulnerabilidad del paciente a las infecciones.
- 665017 fomentar el descanso.
- 665018 observar si hay cambios en el nivel de vitalidad o malestar.
- 665019 fomentar un aumento de la movilidad y la realización de ejercicio, según corresponda.
- 665026 instruir al paciente y a la familia acerca de los signos y síntomas de infección y cuando debe de informar al personal sanitario.
- 665027 enseñar al paciente y a la familia a evitar infecciones.

VIGILANCIA DE LA PIEL 3590
Acciones:
- 399001 observar si hay enrojecimiento, calor externo, edema o drenaje en la piel y las mucosas.
- 399002 observar el color, tumefacción, pulsos, texturas y si hay edema.
- 359005 vigilar el color y la temperatura de la piel.
- 359006 observar si hay zonas de decoloración, hematomas, y perdida de integridad y las mucosas.
- 359014 instaurar medidas para evitar mayor deterioro.

PATRON PERCEPCION-MANEJO DE LA SALUD
DOMINIO 11: SEGURIDAD/PROTECCION
DIAGNOSTICO. Riesgo de lesión (00035)
Def. Riesgo de lesión como consecuencias de la interacción de condiciones ambientales con los recursos adaptativos y defensivos de las persona.

NIC	

INTERVENCIONES
IDENTIFICACION DE RIESGOS 6610
Acciones:
- 661003 determinar la disponibilidad y calidad de recursos (p. ej., psicológicos, económicos, nivel educativo, familia y otros recurso sociales, y comunidad).
- 660106 identificar la estrategias de afrontamiento típicas.
- 661012 instruir sobre los factores de riesgo y planificar la reducción del riesgo.
- 661013 fijar objetivos mutuos, si procede.
- 661014 considerar los criterios útiles para priorizar las áreas de reducción de riesgos (p.ej., nivel de concienciación, y de motivación, eficiencia, coste, viabilidad, preferencia, equidad, estigmatización y gravedad de los resultados si no se modifican los riesgos).

APOYO EN LA PROTECCION CONTRA ABUSOS 6400
Acciones:
- 640001 identificar al adulto con un historial de infancia infeliz asociada con abusos, rechazo, exceso de crítica, o sentimientos de inutilidad y falta de amor cuando fue niño.
- 640006 identificar si el adulto con riesgos tiene amigos íntimos o familia disponible para ayudar con los niños cuando sea necesario.
- 640010 identificar las situaciones de crisis que puedan desencadenar los abusos, tales como pobreza, desempleo, divorcio o muerte de un ser querido.
- 640013 escuchar las explicaciones sobre la forma en que se produjeron la enfermedad o las lesiones.
- 640031 ayudar a las familias a identificar las estrategias que se deben seguir en situaciones de estrés.

APOYO CONTRA LA PROTECCION DE ABUSOS: PAREJA 6403
Acciones:
- 640301 investigar si existen factores de riesgo asociados con el abuso doméstico (p.ej., historial de violencia doméstica, abusos, rechazo, exceso de crítica o sentimientos de inutilidad y falta de amor; dificultad para confiar en los demás o sentimientos de falta de aprecio de los demás o sentimientos de falta de aprecio de los demás; sensación de que la solicitud de ayuda constituye un indicio de incompetencia personal; necesidad elevada de cuidado físico; muchas responsabilidades de cuidado familiar; consumo de sustancias; depresión; enfermedades).
- 640307 documentar la evidencia de abusos fiscos o sexuales utilizando herramientas estandarizadas de valoración y fotografías.
- 640319 animar la expresión de preocupaciones y sentimientos, incluidos el miedo, culpabilidad, vergüenza y autoculpabilidad.
- 640328 iniciar programas de educación de la comunidad diseñados para disminuir la violencia.

PATRON PERCEPCION-MANEJO DE LA SALUD
DOMINIO 11: SEGURIDAD/PROTECCION
DIAGNOSTICO. Riesgo de traumatismo (00038)
Def. Riesgo de lesión tisular accidental (p.ej.: herida, quemadura fractura).

NIC

INTERVENCIONES
MANEJO AMBIENTAL: PREVENCION DE LA VIOLENCIA 6487
Acciones:
- 648701 eliminar las armas potenciales del ambiente (objetos afilados, elementos similares a cuerdas).
- 648702 controlar de forma sistemática el ambiente para mantenerlo libre de peligros.
- 648703 registrar a el paciente y sus pertenencias durante el procedimiento de ingreso por si tuviera armas potenciales, según corresponda.
- 648708 colocar al paciente con riesgo de autolesión con un compañero para disminuir el aislamiento y la oportunidad de abandonarse a pensamiento de autolesión, si resulta oportuno.

TRATAMIENTO POR CONSUMO DE SUSTANCIAS NOCIVAS: RETIRADA DE LAS DROGAS 4514
Acciones:
- 451406 poner en práctica las precauciones en riesgo de suicidio.
- 451407 monitorizar los síntomas de abstinencia (p. ej., fatiga, alteraciones sensoriales, irritabilidad, violencia, depresión, ataques de pánico, ansiedad por consumir, insomnio, agitación, dolor musculara, cambios de apetito, bostezos, debilidad, cefalea, rinorrea, midriasis, escalofríos, ansiedad, diaforesis, nauseas, vómitos, temblores, psicosis y ataxia).
- 451410 poner en práctica las precauciones para los pacientes con riesgo de crisis comiciales.
- 451421 instruir al paciente y la familia sobre el proceso de consumo de drogas y la dependencia.

TRATAMIENTO POR CONSUMO DE SUSTANCIAS NOCIVAS: RETIRADA DEL ALCOHOL 4512
- 451205 medicar para aliviar las molestias físicas si es necesario.
- 451207 tratar las alucinaciones de una manera terapéutica.
- 451211 escuchar la inquietudes del paciente acerca de la retirada del alcohol.
- 451213 proporcionar tranquilidad verbal, según corresponda.
- 451215 tranquilizar al paciente que es común la depresión y la fatiga se produzcan durante el abandono de alcohol.

PATRON AFRONTAMIENTO-TOLERANCIA DEL ESTRÉS
DOMINIO 11: SEGURIDAD/PROTECCION
DIAGNOSTICO. Riesgo de automutilación (00139)
Def. Riesgo de Conducta deliberadamente autolesiva que causa daño tisular con la intención de provocar una lesión no letal que alivie la tensión.

NIC	

INTERVENCIONES
AYUDA PARA EL CONTROL DEL ENFADO 4640
Acciones:
- 464002 utilizar un acercamiento que sea sereno y que de seguridad.
- 464004 limitar el acceso a situaciones hasta que el paciente sea capaz que sea capaz de expresar el enfado de una manera adaptada a las circunstancias.
- 464007 evitar daños físicos si el enfado se dirige a uno mismo o a otros (limitar y retirar los objetos potencialmente hirientes).
- 464012 ayudar al paciente a identificar la causa del enfado.
- 464015 ayudar al paciente en la planificación de estrategias que eviten la manifestación inadecuada del enfado.
- 464018 instruir al paciente sobre las medidas que proporcionen calma (descanso y respiraciones profundas).

MANEJO DE LA CONDUCTA AUTOLESION 4354
Acciones:
- 435401 determinar el motivo/razón de la(s) conducta(s).
- 435402 desarrollar expectativas y consecuencias adecuadas de la conducta, dado el nivel de la función cognitiva y capacidad de autocontrol del paciente.
- 435404 retirar los objetos peligrosos del entorno del paciente.
- 435409 anticiparse a las situaciones desencadenantes que puedan provocar la autolesión e intervenir para evitarlas.
- 435410 ayudar a el paciente a identificar las situaciones y/o sentimientos que puedan provocar autolesión.
- 435411 establecer un trato con el paciente, si resulta oportuno, "para que no se autolesione".
- 435412 animar a el paciente a que hable con los cuidadores cuando surja el impulso de autolesionarse.
- 435413 enseñar y reforzar al paciente conductas de afrontamiento eficaces, así como una forma adecuada de expresar los sentimientos.
- 435414 administrar medicamentos, según corresponda, para disminuir la ansiedad, estabilizar el estado de ánimo y disminuir la autoestimulacion.

MEJORAR EL AFRONTAMIENTO 5230
Acciones:
- 523005 ayudar al paciente a resolver los problemas de forma constructiva.
- 523007 valorar el impacto de la situación vital del paciente en los papeles y en las relaciones.
- 523011 utilizar un enfoque sereno, tranquilizador.
- 523018 evaluar la capacidad del paciente para tomar decisiones.
- 523020 desalentar la toma de decisiones cuando el paciente se encuentre bajo un suerte estrés.

PATRON AFRONTAMIENTO-TOLERANCIA DEL ESTRÉS
DOMINIO 11: SEGURIDAD/PROTECCION
<u>**DIAGNOSTICO. Riesgo de suicidio (00150)**</u>
Def. Riesgo de lesión autoinflingida que pone en peligro la vida.

NIC

INTERVENCIONES
CONTROL DEL ESTADO DE ANIMO 5330
Acciones:
- 533001 evaluar el estado de ánimo (signos, síntomas, antecedentes personales) inicialmente y con regularidad, a medida que progresa el tratamiento.
- 533007 ajustar o interrumpir las medicaciones que pueden contribuir a las alteraciones del estado de ánimo (por prescripción adecuada de enfermeras tituladas con experiencia).
- 533010 ayudar con los autocuidados, si es necesario.
- 533011 vigilar el estado físico del paciente (peso corporal e hidratación).
- 533015 proporcionar oportunidades de actividad física (caminar, montar en bicicleta estática).

PREVENCION DEL SUICIDIO 6340
Acciones:
- 634001 determinar la existencia y el grado de riesgo de suicidio.
- 634002 determinar si el paciente dispone de medios para llevar acabo adelante el plan de suicidio.
- 634003 considerar la hospitalización del paciente que tiene un alto riesgo de conducta suicida.
- 634004 tratar y controlar cualquier enfermedad psiquiátrica o los síntomas que pueden poner al paciente en riesgo de suicidio (alteraciones del estado de ánimo, alucinaciones, ideas delirantes, pánico abuso de sustancias adicción, trastornos de la personalidad, alteraciones orgánicas, crisis).
- 634006 ocuparse de los aspectos de calidad de vida y control del dolor.
- 634011 enseñar al paciente estrategias de afrontamiento (entrenamiento en asertividad, control de los actos impulsivos, relajación muscular progresiva), según corresponda.
- 634015 ayudar al paciente a comentar sus sentimientos acerca de lo sucedido.

AYUDA PARA EL CONTROL DEL ENFADO 4640
Acciones:
- 464002 utilizar un acercamiento que sea sereno y que de seguridad.
- 464004 limitar el acceso a situaciones hasta que el paciente sea capaz que sea capaz de expresar el enfado de una manera adaptada a las circunstancias.
- 464007 evitar daños físicos si el enfado se dirige a uno mismo o a otros (limitar y retirar los objetos potencialmente hirientes).
- 464012 ayudar al paciente a identificar la causa del enfado.
- 464015 ayudar al paciente en la planificación de estrategias que eviten la manifestación inadecuada del enfado.
- 464018 instruir al paciente sobre las medidas que proporcionen calma (descanso y respiraciones profundas).

PATRON ROL-RELACIONES
DOMINIO 11: SEGURIDAD/PROTECCION
DIAGNOSTICO. Riesgo de violencia dirigida a otros (00138)
Def. Riesgo de conductas en que la persona demuestre que puede ser física, emocional y/o sexualmente lesiva para otros.

NIC

INTERVENCIONES
AYUDA PARA EL CONTROL DEL ENFADO 4640
Acciones:
- 464002 utilizar un acercamiento que sea sereno y que de seguridad.
- 464004 limitar el acceso a situaciones hasta que el paciente sea capaz que sea capaz de expresar el enfado de una manera adaptada a las circunstancias.
- 464007 evitar daños físicos si el enfado se dirige a uno mismo o a otros (limitar y retirar los objetos potencialmente hirientes).
- 464012 ayudar al paciente a identificar la causa del enfado.
- 464015 ayudar al paciente en la planificación de estrategias que eviten la manifestación inadecuada del enfado.
- 464018 instruir al paciente sobre las medidas que proporcionen calma (descanso y respiraciones profundas).

ENTRENAMIENTO PARA CONTROLAR LOS IMPULSOS 4370
Acciones:
- 437001 seleccionar la estrategia de solución de problemas adecuada al nivel de desarrollo y la función cognitiva del paciente.
- 437002 utilizar un plan de la modificación de la conducta que sea apropiado para reforzar la estrategia de solución del problema que se haya enseñado.
- 437003 ayudar al paciente a identificar el problema o situación que requiera una acción meditada.
- 437004 enseñar al paciente a detenerse y pensar antes de comportarse impulsivamente.
- 437006 ayudar al paciente el curso de acción más beneficioso.
- 437008 proporcionar un refuerzo positivo (alabar y recompensar) de los resultados satisfactorios.
- 437010 ayudar al paciente a determinar cómo se podrían haber evitado los resultados insatisfactorios si se hubieran elegido conductas diferentes

MANEJO AMBIENTAL: PREVENCION DE LA VIOLENCIA 6487
Acciones:
- 648701 eliminar las armas potenciales del ambiente (objetos afilados, elementos similares a cuerdas).
- 648702 controlar de forma sistemática el ambiente para mantenerlo libre de peligros.
- 648703 registrar a el paciente y sus pertenencias durante el procedimiento de ingreso por si tuviera armas potenciales, según corresponda.
- 648708 colocar al paciente con riesgo de autolesión con un compañero para disminuir el aislamiento y la oportunidad de abandonarse a pensamiento de autolesión, si resulta oportuno.

PATRON COGNITIVO-PERCEPTIVO
DOMINIO 12: CONFORT
DIAGNOSTICO. Disconfort (00214)
Def. Percepción de falta de tranquilidad, alivio y trascendencia en las dimensiones físicas, psicoespiritual, ambiental, cultural y social.

NIC	

INTERVENCIONES
DISMINUCION DE LA ANSIEDAD 5820
Acciones:
- 582006 permanecer con el paciente para promover la seguridad y reducir el miedo.
- 582014 crear un ambiente que facilite la confianza.
- 582015 animar la manifestación de sentimientos, percepciones y miedos.
- 582022 determinar la capacidad de toma de decisiones del paciente.
- 582024 administrar medicamentos que reduzcan la ansiedad, según corresponda.
- 582025 observar si hay signos verbales y no verbales de ansiedad.

POTENCIACION DE LA SEGURIDAD 5380
Acciones:
- 538001 disponer de un ambiente no amenazador.
- 538002 mostrar con calma.
- 538003 pasar tiempo con el paciente.
- 538005 pasar tiempo con el paciente para fomentar su seguridad durante los periodos de ansiedad.
- 538008 evitar producir situaciones emocionales intensas.
- 538019 responder a las preguntas sobre su salud de una manera sincera.
- 538020 ayudar al paciente/familia a identificar los factores que aumentan el sentido de seguridad.
- 538021 ayudar a el paciente a identificar las respuestas de afrontamiento habituales.
- 538022 ayudar a el paciente a utilizar las respuestas de afrontamiento que hayan tenido éxito.

MANEJO DEL DOLOR 1400
Acciones:
- 140001 realizar una valoración exhaustiva del dolor que incluya la localización, característica, aparición/ duración frecuencia, calidad, intensidad o gravedad del dolor y factores desencadenantes.
- 140002 observar signos no verbales de molestias, especialmente en aquellos que no pueden comunicarse eficazmente.
- 140008 explorar con el paciente los factores que alivian /empeoran el dolor.
- 1400012 utilizar un método de valoración adecuado según el nivel de desarrollo que permita el seguimiento de los cambios del dolor y que ayude a identificar los factores desencadenantes reales y potenciales (diagrama de flujo, llevar un diario).
- 144015 disminuir o eliminar los factores que precipiten o aumenten la experiencia del dolor (miedo, fatiga, monotonía y falta de conocimientos).
- 144018 seleccionar y desarrollar aquellas medidas (farmacológicas, y no farmacológicas e interpersonales) que faciliten el alivio del dolor, según corresponda.
- 140020 considerar el tipo y la fuente del dolor al seleccionar una estrategia para el dolor del alivio mismo.

PATRON ROL-RELACIONES
DOMINIO 12: CONFORT
<u>**DIAGNOSTICO. Disposición para mejorar el confort (00183)**</u>
Def. Patrón de tranquilidad, alivio y trascendencia en las dimensiones física, psicoespiritual, ambiental y/o social que es suficiente para el bienestar y que puede ser reforzado.

NIC	

INTERVENCIONES
APOYO EN LA TOMA DE DECISIONES 5250
Acciones:
- 525003 ayudar al paciente a identificar las ventajas e inconvenientes de cada alternativa.
- 525004 establecer comunicación con el paciente al principio de su ingreso.
- 525008 familiarizarse con la política y los procedimientos del centro.

POTENCIACION DE LA AUTOCONCIENCIA 5390
Acciones:
- 539001 animar al paciente a reconocer y discutir sus pensamientos y sentimientos.
- 539007 ayudar al paciente a identificar las prioridades de la vida.
- 539009 manifestar verbalmente la negación de la realidad por parte del paciente, según corresponda.
- 539010 confrontar los sentimientos ambivalentes (enojado o deprimido) del paciente.
- 539011 hacer observaciones sobre el estado actual del paciente.
- 539013 ayudar al paciente a cambiar la visión de sí mismo como víctima mediante la definición de sus propios derechos, según proceda.
- 539016 ayudar al paciente las situaciones que precipiten su ansiedad.
- 539022 ayudar al paciente a identificar la fuente de motivación.
- 539023 ayudar al paciente conductas que sean autodestructivas.

APOYO EMOCIONAL 5270
Acciones:
- 527001 comentar la experiencia emocional con el paciente.
- 527003 realizar afirmaciones empáticas o de apoyo.
- 527006 ayudar al paciente a reconocer sentimientos tales como ansiedad, ira o tristeza.
- 527008 comentar las consecuencias de no abordar los sentimientos de ira o vergüenza.
- 527013 favorecer la conversación o el llanto con medio de disminuir la respuesta emocional.
- 527014 permanecer con el paciente y proporcionar sentimientos de seguridad durante los periodos de más ansiedad.

PATRON COGNITIVO-PERCEPTIVO
DOMINIO 12: CONFORT
DIAGNOSTICO. Dolor agudo (00132)

Def. Experiencia sensitiva y emocional desagradable ocasionada por una lesión tisular real o potencial o descrita en tales términos (International Association for the Study of Pain); inicio súbito o lento de cualquier intensidad de leve a grave con un final anticipado o previsible y una duración inferior a 6 meses.

NIC	

INTERVENCIONES
MANEJO DEL DOLOR 1400
Acciones:

- 140001 realizar una valoración exhaustiva del dolor que incluya la localización, característica, aparición/ duración frecuencia, calidad, intensidad o gravedad del dolor y factores desencadenantes.
- 140002 observar signos no verbales de molestias, especialmente en aquellos que no pueden comunicarse eficazmente.
- 140008 explorar con el paciente los factores que alivian /empeoran el dolor.
- 1400012 utilizar un método de valoración adecuado según el nivel de desarrollo que permita el seguimiento de los cambios del dolor y que ayude a identificar los factores desencadenantes reales y potenciales (diagrama de flujo, llevar un diario).
- 144015 disminuir o eliminar los factores que precipiten o aumenten la experiencia del dolor (miedo, fatiga, monotonía y falta de conocimientos).
- 144018 seleccionar y desarrollar aquellas medidas (farmacológicas, y no farmacológicas e interpersonales) que faciliten el alivio del dolor, según corresponda.
- 140020 considerar el tipo y la fuente del dolor al seleccionar una estrategia para el dolor del alivio mismo.
- 140021 animar al paciente a vigilar su propio dolor y a intervenir en consecuencia.
- 140032verificar el nivel de molestias con el paciente, anotar los cambios en la historia clínica e informar a otros profesionales sanitarios que trabajen con el paciente.
- 140033 evaluar la eficacia de las medidas de alivio del dolor a través de una valoración continua de las experiencias dolorosas.
- 140034 instaurar y modificar las medidas del control del dolor en función de las respuestas del paciente.
- 140035 fomentar periodos de descanso/sueño adecuados que faciliten el alivio del dolor
- 140036 animar al paciente a que discuta la experiencia dolorosa, si procede.
- 140039 utilizar un enfoque multidisciplinario para el manejo del dolor, cuando corresponda.

DISMINUCION DE LA ANSIEDAD 5820
Acciones:

- 582006 permanecer con el paciente para promover la seguridad y reducir el miedo.
- 582014 crear un ambiente que facilite la confianza.
- 582015 animar la manifestación de sentimientos, percepciones y miedos.
- 582022 determinar la capacidad de toma de decisiones del paciente.
- 582024 administrar medicamentos que reduzcan la ansiedad, según corresponda.
- 582025 observar si hay signos verbales y no verbales de ansiedad.

PATRON COGNITIVO-PERCEPTIVO
DOMINIO 12: CONFORT
DIAGNOSTICO. Dolor crónico (00133)
Def. Experiencia sensitiva y emocional desagradable ocasionada por una lesión tisular real o potencial o descrita en tales términos (International Association for the Study of Pain); inicio súbito o lento de cualquier intensidad de leve a grave, constante o recurrente sin un final anticipado o previsible y una duración superior a 6 meses.

NIC

INTERVENCIONES
MANEJO DEL DOLOR 1400
Acciones:
- 140001 realizar una valoración exhaustiva del dolor que incluya la localización, característica, aparición/ duración frecuencia, calidad, intensidad o gravedad del dolor y factores desencadenantes.
- 140002 observar signos no verbales de molestias, especialmente en aquellos que no pueden comunicarse eficazmente.
- 140008 explorar con el paciente los factores que alivian /empeoran el dolor.
- 1400012 utilizar un método de valoración adecuado según el nivel de desarrollo que permita el seguimiento de los cambios del dolor y que ayude a identificar los factores desencadenantes reales y potenciales (diagrama de flujo, llevar un diario).
- 144015 disminuir o eliminar los factores que precipiten o aumenten la experiencia del dolor (miedo, fatiga, monotonía y falta de conocimientos).
- 144018 seleccionar y desarrollar aquellas medidas (farmacológicas, y no farmacológicas e interpersonales) que faciliten el alivio del dolor, según corresponda.
- 140020 considerar el tipo y la fuente del dolor al seleccionar una estrategia para el dolor del alivio mismo.
- 140021 animar al paciente a vigilar su propio dolor y a intervenir en consecuencia.
- 140032verificar el nivel de molestias con el paciente, anotar los cambios en la historia clínica e informar a otros profesionales sanitarios que trabajen con el paciente.
- 140033 evaluar la eficacia de las medidas de alivio del dolor a través de una valoración continua de las experiencias dolorosas.
- 140034 instaurar y modificar las medidas del control del dolor en función de las respuestas del paciente.
- 140035 fomentar periodos de descanso/sueño adecuados que faciliten el alivio del dolor
- 140036 animar al paciente a que discuta la experiencia dolorosa, si procede.
- 140039 utilizar un enfoque multidisciplinario para el manejo del dolor, cuando corresponda.

CONTROL DEL ESTADO DE ANIMO 5330
Acciones:
- 533001 evaluar el estado de ánimo (signos, síntomas, antecedentes personales) inicialmente y con regularidad, a medida que progresa el tratamiento.
- 533007 ajustar o interrumpir las medicaciones que pueden contribuir a las alteraciones del estado de ánimo (por prescripción adecuada de enfermeras tituladas con experiencia).
- 533010 ayudar con los autocuidados, si es necesario.
- 533011 vigilar el estado físico del paciente (peso corporal e hidratación).
- 533015 proporcionar oportunidades de actividad física (caminar, montar en bicicleta estática).

PATRON NUTRICIONAL-METABOLICO
DOMINIO 12: CONFORT
DIAGNOSTICO. Náuseas (00134)

Def. Sensación subjetiva desagradable en la parte posterior de la garganta y el estómago que puede o no dar lugar a vómitos.

NIC	

INTERVENCIONES

MANEJO DE LAS NAUSEAS 1450

Acciones:
- 145002 animar a el paciente a aprender estrategias para controlar las náuseas.
- 145003 realizar una valoración completa de las náuseas, incluyendo la frecuencia, la duración, la intensidad y los factores desencadenantes, utilizando herramientas como un diario de autocuidado, una escala visual analógica, la Escala Descriptiva de Duke y el índice de Rhodes de Náuseas y Vómitos.
- 145006 obtener los antecedentes preterapeuticos completos.
- 145008 evaluar el impacto de las náuseas sobre la calidad de vida (p. ej., apetito, actividad, desempeño laboral, responsabilidad y sueño).
- 145009 identificar los factores (p. ej., medicación y procedimientos) que pueden causar o contribuir las náuseas.
- 145010 asegurarse que se han administrado antieméticos eficaces para evitar las náuseas siempre que haya sido posible (exceptuando el caso de las náuseas relacionadas con el caso de embarazo).
- 145020 fomentar el descanso y el sueño adecuado para facilitar el alivio de las náuseas.
- 145028 ayudar a solicitar y proporcional apoyo emocional.

DISMINUCION DE LA ANSIEDAD 5820

Acciones:
- 582006 permanecer con el paciente para promover la seguridad y reducir el miedo.
- 582014 crear un ambiente que facilite la confianza.
- 582015 animar la manifestación de sentimientos, percepciones y miedos.
- 582022 determinar la capacidad de toma de decisiones del paciente.
- 582024 administrar medicamentos que reduzcan la ansiedad, según corresponda.
- 582025 observar si hay signos verbales y no verbales de ansiedad.

TERAPIA DE RELAJACION 6040

Acciones:
- 604001 explicar el fundamento de la relajación y sus beneficios, límites y tipos de relajación disponibles (música, meditación, respiración rítmica, relajación mandibular y relajación muscular progresiva).
- 604005 ofrecer una descripción detallada de la intervención de relajación elegida.
- 604021 utilizar la relajación como estrategia complementaria junto a los analgésicos o con otras medidas, si procede.

PATRON ROL-RELACIONES
DOMINIO 12: CONFORT
DIAGNOSTICO. Aislamiento social (00053)
Def. Soledad experimentada por la persona y percibida como negativa o amenazadora e impuesta por otros.

NIC	

INTERVENCIONES
TERAPIA DE LA ACTIVIDAD 4310
Acciones:
- 431001 determinar la capacidad del paciente de participar en actividades específicas.
- 431002 colaborar con los terapeutas ocupacionales, recreacionales y/o fisioterapeutas en la planificación y control de un programa de actividades según corresponda.
- 431003 determinar el compromiso del paciente con el aumento de la frecuencia y/o gama de actividades.
- 431006 ayudar al paciente a centrarse más en lo que puede hacer que en los déficits.
- 431014 identificar estrategias para fomentar la participación del paciente en actividades deseadas.
- 431018 ayudar a el paciente y a la familia a adaptar el entorno para acomodarlo en las actividades deseadas.
- 431021 fomentar la participación en actividades o terapias de grupo, según corresponda.
- 431028 proporcionar una actividad motora que alivie la tensión muscular.
- 431037 observar la respuesta emocional, física, social y espiritual de la actividad.

APOYO EMOCIONAL 5270
Acciones:
- 527001 comentar la experiencia emocional con el paciente.
- 527003 realizar afirmaciones empáticas o de apoyo.
- 527006 ayudar al paciente a reconocer sentimientos tales como ansiedad, ira o tristeza.
- 527008 comentar las consecuencias de no abordar los sentimientos de ira o vergüenza.
- 527013 favorecer la conversación o el llanto con medio de disminuir la respuesta emocional.
- 527014 permanecer con el paciente y proporcionar sentimientos de seguridad durante los periodos de más ansiedad.

ASESORAMIENTO 5240
Acciones:
- 524001 establecer una relación terapéutica basada en la confianza y el respeto.
- 524002 demostrar empatía, calidez y sinceridad.
- 544005 disponer la intimidad y asegurar la confidencialidad.
- 524007 favorecer la expresión de sentimientos.
- 524009 practicar técnicas de reflexión y clarificación para facilitar la expresión de preocupaciones.
- 524014 verbalizar la discrepancia entre los sentimientos y conducta del paciente.
- 524017 ayudar al paciente a que identifique sus puntos fuertes y reforzarlos.
- 524021 desaconsejar la toma de decisiones cuando el paciente se encuentre bajo mucho estrés, cuando se necesario.

CAPITULO V

A manera de conclusion

La violencia no tiene sexo, ocurre tanto en hombres como en mujeres, en niños, en personas con preferencias sexuales diferentes, en trabajadoras domésticas, en personas con posición económica y social elevada, y en las clases sociales más desprotegidas. Los actos de violencia son muy variados y es necesario hacer una clasificación, conocer los mecanismos en que se generan y cómo se propagan a partir de relaciones interpersonales de poder desequilibradas, en situaciones cotidianas de convivencia.(1)

La violencia doméstica es un problema muy frecuente que ha llevado a una serie de organismos de la sociedad civil y gobiernos a promover políticas públicas para reducir su frecuencia e impacto sobre la sociedad (2).

Las probabilidades de ser víctima o agresor son similares para ambos sexos.

Entender las complejidades de la violencia de pareja puede permitir el desarrollo de políticas públicas integrales que aborden el problema de una manera más efectiva y eficiente.(3)

La violencia contra las mujeres y niñas no es sólo un asunto de género o de economía, sino que incluye los derechos humanos internacionales y la seguridad nacional. Necesitamos leyes para criminalizarla. Estas leyes deben aplicarse y se debe castigar a los culpables, porque la impunidad con demasiada frecuencia alienta la violencia.

Debemos reconocer que la violencia contra las mujeres y niñas es, en su raíz, una manifestación del bajo estatus que tienen las mujeres y niñas alrededor del mundo. Terminar la violencia requiere de elevar el estatus de las mujeres y niñas, y liberar su potencial de ser agentes de cambio en sus comunidades. (4)

La violencia contra las mujeres y niñas nos daña a todos, tanto a hombres como a mujeres. Como dijo la secretaria de Estado, Clinton, "es momento de que todos nosotros asumamos nuestra responsabilidad y vayamos más allá de sólo condenar este comportamiento, y emprendamos pasos concretos para terminarlo y hacerlo socialmente inaceptable, y reconozcamos que no es sólo cultural, sino que es criminal". (5)

LOS DERECHOS HUMANOS Y LA VIOLENCIA

El marco internacional de los Derechos Humanos establece obligaciones y deberes que los Estados deben respetar. Al firmar y ratificar los distintos instrumentos internacionales, los Estados asumen las obligaciones y los deberes, en virtud del derecho internacional, de respetar (abstenerse de interferir o limitar el disfrute de los derechos humanos, sea por acción u omisión), proteger (impedir todo tipo de abusos y violaciones de los derechos humanos) y garantizar (adoptar medidas de todo tipo tendientes a promover y asegurar el disfrute de los derechos humanos) los derechos humanos.

Cuando hablamos de Marco Internacional de los Derechos Humanos hacemos referencia a un amplio conjunto de instrumentos de protección (desde declaraciones y pactos hasta convenciones, protocolos y convenios, entre otros) orientados a brindar una protección especial a las personas y grupos de personas ante el accionar del Estado. Los instrumentos de protección se organizan mayormente sobre dos líneas: conjuntos de derechos (derechos civiles y políticos; derechos económicos, sociales y culturales; protección contra la discriminación y la tortura, etc.) y reconocimiento y protección especiales para atender a las necesidades de determinados grupos y a las particularidades de ciertas situaciones (mujeres, niñas y niños, personas con discapacidad, trabajadores/as migratorios/ as, etc.).

Ante la ocurrencia de situaciones que vulneren derechos consagrados en un instrumento internacional de derechos humanos, la cuestión central es determinar si la situación de vulneración implica también una responsabilidad por parte del Estado. Es únicamente el Estado quien está obligado a respetar y garantizar la vigencia de los derechos humanos y, en tal sentido, es el único que puede violarlos. Es por ello que cuando un/a funcionario/a público/a incumple sus obligaciones o abusa del poder que le fue conferido –negando derechos o dejando de hacer lo necesario para garantizarlos– nos encontramos frente a una violación de derechos humanos. Cuando una persona resulta víctima de cualquier tipo de agresión, abuso o violencia puede recurrir a las autoridades, quienes determinarán si se trata de un delito y cuál es la sanción que corresponde a ese tipo de acción. Para estos casos (delitos cometidos por particulares), los Estados han desarrollado diversas medidas para prevenirlos y sancionarlos: cada país dispone de legislación donde se especifican las acciones consideradas delictivas y, a su vez, cuenta con normativa relativa a la investigación, juzgamiento y sanción de dichos actos. Mientras que los delitos cometidos por particulares reciben este tipo de tipificación, las acciones u omisiones de los/as funcionarios/as públicos/as que vulneran un derecho consagrado en un instrumento internacional de derechos humanos reciben el tratamiento de "violación de derechos humanos. En este punto vale la pena recordar que, siguiendo la definición propuesta por Max Weber, la característica distintiva del Estado moderno es monopolizar la violencia física legítima; esto es, que toda forma de violencia legítima se concentra en sus instituciones. Sin embargo debemos resaltar que esto no significa que la única forma de acción posible sea el uso de la fuerza sino que mayormente la función del aparato represivo se ejerce de esta forma. Esto significa que, en los casos en que el agresor es la propia autoridad estatal, hablamos de violación a los derechos humanos. Sin embargo, debemos tener presente que existen casos en los que un particular también puede cometer una violación a los derechos humanos: esto ocurre cuando esta persona o grupo de personas actúan en complicidad, en conexión o bajo órdenes de agentes estatales. (6)

1. DISCRIMINACIÓN Y VIOLENCIA

Las prácticas discriminatorias son aquellas formas de obrar y pensar que, sobre la base del uso de estereotipos, tienen como resultado menoscabar, restringir o anular la capacidad de las personas para poner en práctica y gozar plenamente de sus derechos. Estas formas de pensar y obrar niegan el principio de igualdad entre las personas y les asignan diversos predicados negativos sobre la base de distintos argumentos (el color de la piel, la situación socio-económica, la identidad sexual y/o de género, las creencias religiosas, etc.). Sobre esta base se hace posible la negación de derechos a las personas. Sobre esta base, también, se hace posible ejercer distintas formas de violencia (desde el hostigamiento y maltrato físico hasta la violencia simbólica y discursiva) sobre las personas. Uno de los grupos que suele sufrir estas formas de violencia es el grupo de los niños, niñas, adolescentes y jóvenes. Como sabemos, la violencia contra este grupo se ejerce de muchas formas. Un ejemplo de negación de derechos podría ser el no escuchar la versión de un hecho relatada por algún miembro de este grupo (contrariamente a lo que se establece en el artículo 12 de la Convención sobre los Derechos del Niño). Además, al no considerarlos/as sujetos de derechos y posicionarlos en condición de desigualdad, los/as jóvenes suelen ser víctimas de hostigamiento por parte de personal policial. Así, negando sus derechos, se los/as detiene arbitrariamente (por "averiguación de antecedentes"), se los/as maltrata y, en algunas ocasiones, se los/as golpea y mata. En suma, en cada una de esas ocasiones, se les niegan derechos. El trabajo en materia de prevención de la violencia institucional incluye diversos aspectos pero principalmente apunta a:

- Diseñar estrategias institucionales para que los/as perpetradores/as no violen los derechos de las personas;
- Empoderar a las personas para que puedan conocer y ejercer sus derechos;
- Fortalecer el rol de la justicia para sancionar a los/as culpables de este tipo de hechos y para reparar a las víctimas. (6)

2. VIOLENCIA CONTRA LA MUJER

La violencia contra las mujeres ha sido materia de preocupación de la comunidad de derechos humanos desde hace varias décadas. Entre los hitos que marcan el reconocimiento de la violencia de género como un problema de derechos humanos destacan la Declaración y Programa de Acción de la Conferencia de Derechos Humanos de 1993, que aboga por la eliminación de la violencia contra ellas; la Declaración sobre la eliminación de la violencia contra la mujer de Naciones Unidas de 1993; la Declaración y Programa de Acción de la Conferencia de la Mujer en Beijing de 1995; la Resolución 1325 de Naciones Unidas sobre Mujer, Paz y Seguridad adoptada en el año 2000 y, más recientemente, la resolución de la Asamblea General dirigida al Fortalecimiento de las respuestas en materia de prevención del delito y justicia penal a la violencia contra la mujer de diciembre de 2010.

A nivel interamericano se dispone de un instrumento específico, la Convención para Prevenir, Sancionar y Erradicar la Violencia contra la Mujer (también conocida como Belém do Pará), ratificada por Chile en 1998, que define por tal "cualquier acción o conducta, basada en su género, que cause muerte, daño o sufrimiento físico, sexual o psicológico a la mujer, tanto en el ámbito público como en el privado" (art. 1), que tenga lugar dentro de la familia o unidad doméstica, o en cualquier otra relación interpersonal o en la comunidad, y sea perpetrada por cualquier persona, o que sea perpetrada o tolerada por el Estado o sus agentes, donde quiera que ocurra (art. 2 a, b y c). La Convención dispone como deberes del Estado condenar "todas las formas de violencia contra la mujer y conviene(n) en adoptar, por todos los medios apropiados y sin dilaciones, políticas orientadas a prevenir, sancionar y erradicar dicha violencia y en llevar a cabo lo siguiente: a. abstenerse de cualquier acción o práctica de violencia contra la mujer y velar por que las autoridades, sus funcionarios, personal y agentes e instituciones se comporten de conformidad con esta obligación; b. actuar con la debida diligencia para prevenir, investigar y sancionar la violencia contra la mujer; c. incluir en su legislación interna normas penales, civiles y administrativas, así como las de otra naturaleza que sean necesarias para prevenir, sancionar y erradicar la violencia contra la mujer y adoptar las medidas administrativas apropiadas que sean del caso;…"(art. 7). En consecuencia, el Estado debe adoptar, en forma progresiva, medidas y programas para, entre otros aspectos, modificar patrones socioculturales que se basen en la premisa de la inferioridad de las mujeres o en los papeles estereotipados de género que legitiman o exacerban la violencia contra la mujer; suministrar servicios especializados apropiados para la atención necesaria a las víctimas; y garantizar la investigación y recopilación de estadísticas y demás información pertinente sobre las causas, consecuencias y frecuencia de la violencia contra la mujer, con el fin de evaluar la eficacia de las medidas para prevenir, sancionar y eliminar la violencia contra la mujer y de formular y aplicar los cambios que sean necesarios (art. 8)

En materia de violencia contra las mujeres, la Corte IDH también expresó que "[l]os Estados deben adoptar medidas integrales para cumplir con la debida diligencia en casos de violencia contra las mujeres. En particular, deben contar con un adecuado marco jurídico de protección, con una aplicación efectiva del mismo y con políticas de prevención y prácticas que permitan actuar de una manera eficaz ante las denuncias. La estrategia de prevención debe ser integral, es decir, debe prevenir los factores de riesgo y a la vez fortalecer las instituciones para que puedan proporcionar una respuesta efectiva a los casos de violencia contra la mujer. Asimismo, los Estados deben adoptar medidas preventivas en casos específicos en los que es evidente que determinadas mujeres y niñas pueden ser víctimas de violencia. Todo esto debe tomar en cuenta que en casos de violencia contra la mujer, los Estados tienen, además de las obligaciones genéricas contenidas en la Convención Americana, una obligación reforzada a partir de la Convención Belém do Pará" (7)

2.1 VIOLENCIA CONTRA LA MUJER EN MEXICO

La violencia contra las mujeres es uno de los flagelos más graves que afectan a nuestra sociedad y es una clara violación a sus derechos humanos.

Cuando se habla de violencia por razones de género nos referimos a la violencia hacia las mujeres que puede ser perpetrada por su pareja-hombre, por un desconocido, por un familiar, por amigos, vecinos e incluso por el propio Estado y sus agentes; los ámbitos donde puede ocurrir dicha violencia son en el privado (en las relaciones familiares o en las unidades domésticas) o en el público (ámbitos extradomésticos como los laborales, institucionales, parques, calles, comunidad, escuela y otros sitios de acceso público); los tipos de violencia: física, sexual, psicológica, económica y patrimonial. Puede ocurrir en cualquier momento del ciclo de vida de las mujeres, esto es, desde su nacimiento, en la niñez, adolescencia, edad adulta y en la vejez. La violencia contra las mujeres adopta diversas formas: discriminación, humillación, tortura, golpes, hambre, mutilación, incluso asesinato.

Todas estas formas, tipos, ámbitos de la violencia se conceptualizan como violencia de género, ya que el género nos permite conceptualizar la violencia en términos más amplios, se trata de un concepto relacional que permite dar cuenta de la manera en que se articulan las relaciones de poder entre hombres y mujeres, en las que existen jerarquías y desigualdades estructurales, que colocan en posición de subordinación a las mujeres respecto a los hombres, desigualdades que son sustentadas por un conjunto de creencias, costumbres, símbolos, normas culturales, roles y procesos de socialización que se articulan y centran en lo que se ha denominado un sistema patriarcal.

La violencia contra las mujeres es una violación a los derechos humanos y a las libertades fundamentales porque limita total o parcialmente el goce y ejercicio de sus garantías individuales.

En la legislación mexicana se cuenta con la Ley General de Acceso de las Mujeres a una Vida Libre de Violencia (LGAMVLV), ordenamiento publicado en el Diario Oficial de la Federación (DOF) el 1 de febrero de 2007 y que requiere para su efectivo cumplimiento de la armonización de las legislaciones locales. (8)

La mujer representa más del 51% de la población mundial y, a pesar de los muchos acuerdos internacionales y diferentes ordenamientos jurídicos que reafirman sus derechos humanos y reiteran su igualdad, lo cierto es que, del total de personas consideradas pobres o analfabetas en el mundo, alrededor del 70% son del sexo femenino. La mujer presenta un mayor riesgo de exclusión social que el hombre, lo que la hace ser más vulnerable y que esta vulnerabilidad conlleve a que, a nivel mundial, en más del 75% de los casos de violencia conocidos, la víctima sea del sexo femenino.

A lo largo de la historia, la violencia contra la mujer ha sido un instrumento activo de discriminación que ha permitido construir, alimentar y dar solidez a esta desigualdad, con el fin de conseguir su control, la subordinación y evitar su plena emancipación.

Desde los tiempos más remotos, la violencia contra la mujer ha estado enraizada en las más profundas tradiciones del dominio masculino, se trata pues de una vieja fórmula para mantener unos privilegios, fundamentados en la religión, en las tradiciones y en las reglas sociales de convivencia, que han reducido a la mujer a un mero objeto al servicio del hombre.

Por todo ello, es muy difícil, conceptualmente hablando, intentar separar la *igualdad* de la *violencia contra la mujer*, por ser esta última la manifestación suprema de la desigualdad y la muestra más aberrante de la dominación secular de un sexo sobre el otro.

El 1 de febrero de 2007, entra en vigor en México, uno de los países del mundo máscastigados por la violencia contra la mujer, la Ley General de Acceso de las Mujeres a una Vida Libre de Violencia que, entre otras actuaciones, crea, en su artículo 35, el «Sistema nacional para prevenir, atender, sancionar y erradicar la violencia contra las mujeres».

El Comunicado de Naciones Unidas 13/024, de 6 de marzo de 2013, con motivo del Día Internacional de la Mujer, que se celebra cada 8 de marzo, recoge el mensaje del Secretario General Ban Ki-moon, manifestando que «existe una verdad universal, aplicable a todos los países, culturas y comunidades: la violencia contra la mujer nunca es aceptable, nunca es perdonable, nunca es tolerable». bajo el lema «Una promesa es una promesa: Acabemos con la violencia contra la mujer».

En el manifiesto de ONU Mujeres se recoge que:

- hasta el 50% de las agresiones sexuales se cometen contra niñas menores de 16 años;
- globalmente, 603 millones de mujeres viven en países donde la violencia doméstica no se considera un delito;
- hasta el 70% de las mujeres de todo el mundo aseguran haber sufrido una experiencia física o sexual violenta en algún momento de su vida;

- más de 60 millones de niñas son novias y se casan antes de los 18 años.

Declarando que «ante estas inaceptables estadísticas, la comunidad internacional está firmemente comprometida para cambiar el sufrimiento de las mujeres».(9)

Esquema 1. La violencia infligida por la pareja y la salud de la mujer

Consecuencias en la salud física

- Problemas al caminar y realizar sus tareas cotidianas
- Dolores
- Pérdida de memoria, mareos

Cabe señalar, en particular, que los problemas de salud estaban relacionados con experiencias de violencia a lo largo de la vida. Ello sugiere que los efectos físicos de la violencia pueden persistir mucho después de que la experiencia violenta haya finalizado, o que el maltrato acumulado afecta a la salud en mayor medida.

Consecuencias en la salud mental

- Angustia emocional (síntomas como llanto fácil, incapacidad para disfrutar la vida, fatiga).
- Comportamientos suicidas.

En todos los entornos estudiados, las mujeres que habían tenido pareja alguna vez y que habían sufrido violencia física o sexual, o ambas, por parte de su pareja, registraban niveles considerablemente más altos de angustia emocional en comparación con aquellas que no habían sido víctimas de violencia.

Así mismo, en todos los entornos examinados era mucho más probable que las mujeres víctimas de violencia infligida por su pareja hubieran pensado en suicidarse alguna vez y que lo hubieran intentado, en comparación con las mujeres que no habían sido víctimas de violencia.

Consecuencias en la salud reproductiva

- Violencia durante el embarazo:

Las mujeres que habían sufrido maltrato físico durante el embarazo habían recibido patadas y puñetazos en el abdomen.

La violencia es infligida por el padre biológico del hijo en gestación.

En casi todos los casos, el padre biológico vivía con la mujer en el momento de la agresión.

La mayoría de las mujeres golpeadas durante el embarazo había sido víctima de violencia física anteriormente.

- Abortos espontáneos o inducidos:

En la mayor parte de los entornos estudiados, las mujeres que habían estado alguna vez embarazadas y que habían sido víctimas de violencia infligida por su pareja afirmaron haber tenido más abortos inducidos.

También era más probable que las mujeres maltratadas hubieran tenido algún aborto espontáneo, en comparación con las mujeres que nunca habían sido víctimas de violencia infligida por su pareja.

- La ley señala cuáles serán los principios rectores para el acceso de todas las mujeres a una vida libre de violencia, a saber:

  ✓ La igualdad jurídica entre la mujer y el hombre;
  ✓ El respeto a la dignidad humana de las mujeres;
  ✓ La no discriminación, y
  ✓ La libertad de las mujeres.

- En la ley se señalan los tipos de violencia contra las mujeres, divididos en:
- *Violencia psicológica* (cualquier acto u omisión que dañe la estabilidad psicológica, que puede consistir en: negligencia, abandono, descuido reiterado, celotipia, insultos, humillaciones, devaluación, marginación, desamor, indiferencia, infidelidad, comparaciones destructivas, rechazo, restricción a la autodeterminación y amenazas, las cuales conllevan a la víctima a la depresión, al aislamiento, a la devaluación de su autoestima e incluso al suicidio); violencia física (cualquier acto que inflige daño no accidental, usando la fuerza física o algún tipo de arma u objeto

que pueda provocar o no lesiones ya sean internas, externas o ambas);

- *Violencia patrimonial* (cualquier acto u omisión que afecta la supervivencia de la víctima. Se manifiesta en: la transformación, sustracción, destrucción, retención o distracción de objetos, documentos personales, bienes y valores, derechos patrimoniales o recursos económicos destinados a satisfacer sus necesidades y puede abarcar los daños a los bienes comunes o propios de la víctima); violencia económica (toda acción u omisión del agresor que afecta la supervivencia económica de la víctima.

Se manifiesta a través de limitaciones encaminadas a controlar el ingreso de sus percepciones económicas, así como la percepción de un salario menor por igual trabajo, dentro de un mismo centro laboral); violencia sexual (cualquier acto que degrada o daña el cuerpo y/o la sexualidad de la víctima y que por tanto atenta contra su libertad, dignidad e integridad física. Es una expresión de abuso de poder que implica la supremacía masculina sobre la mujer, al denigrarla y concebirla como objeto); cualesquiera otras formas análogas que lesionen o sean susceptibles de dañar la dignidad, integridad o libertad de las mujeres.

Asimismo, señala las modalidades de la violencia:

- **En el ámbito familiar**

De acuerdo con el texto de la ley, esta modalidad de violencia es el acto abusivo de poder u omisión intencional, dirigido a dominar, someter, controlar, o agredir de manera física, verbal, psicológica, patrimonial, económica y sexual a las mujeres,

Dentro o fuera del domicilio familiar, cuyo agresor tenga o haya tenido relación de parentesco por consanguinidad o afinidad, de matrimonio, concubinato o mantengan o hayan mantenido una relación de hecho.

- **En el ámbito laboral y docente**

Al respecto, la ley indica que se ejerce por las personas que tienen un vínculo laboral, docente o análogo con la víctima, independientemente de la relación jerárquica, consistente en un acto o una omisión en abuso de poder que daña la autoestima, salud, integridad, libertad y seguridad de la víctima, e impide su desarrollo y atenta contra la igualdad. Puede consistir en un solo evento dañino o en una serie de éstos cuya suma produce el daño. También incluye el acoso o el hostigamiento sexual.

A partir de la ley se entenderá como *violencia laboral* la negativa ilegal a contratar a la víctima o a respetar su permanencia o condiciones generales de trabajo; la descalificación del trabajo realizado, las amenazas, la intimidación, las humillaciones, la explotación y todo tipo de discriminación por condición de género.

Por su parte, la *violencia docente* consiste en aquellas conductas que dañen la autoestima de las alumnas con actos de discriminación por su sexo, edad, condición social, académica, limitaciones y/o características físicas, que les infligen maestras o maestros.

Una gran aportación de la ley es la definición tanto del hostigamiento como del acoso sexual. El primero de ellos se entiende como el ejercicio del poder, en una relación de subordinación real de la víctima frente al agresor en los ámbitos laboral y/o escolar que se expresa en conductas verbales, físicas o ambas, relacionadas con la sexualidad de connotación lasciva. Por su parte, el acoso sexual se entiende como una forma de violencia en la que, si bien no existe la subordinación, hay un ejercicio abusivo de poder que conlleva a un estado de indefensión y de riesgo para la víctima, independientemente de que se realice en uno o varios eventos.

• En la comunidad

Son los actos individuales o colectivos que transgreden derechos fundamentales de las mujeres y propician su denigración, discriminación, marginación o exclusión en el ámbito público. Al respecto, el Estado mexicano debe reeducar La violencia contra las mujeres a las personas de una manera libre de estereotipos, diseñar un sistema de monitoreo del comportamiento violento de los individuos y de la sociedad contra las mujeres y establecer un banco de datos sobre las órdenes de protección y de las personas sujetas a ellas, para realizar las acciones de política criminal que correspondan y faciliten el intercambio de información entre las instancias.

• En el ámbito institucional

La violencia institucional se refiere a los actos u omisiones de las y los servidores públicos de cualquier orden de gobierno que discriminen o tengan como fin dilatar, obstaculizar o impedir el goce y ejercicio de los derechos humanos de las mujeres así como su acceso al disfrute de políticas públicas destinadas a prevenir, atender, investigar, sancionar y erradicar los diferentes tipos de violencia. Al respecto, los tres órdenes de gobierno tienen la obligación de organizar el aparato gubernamental de manera tal que sean capaces de asegurar, en el ejercicio de sus funciones, el derecho de las mujeres a una vida libre de violencia. (10)

Por otro lado, la ley define la **violencia feminicida** como la forma extrema de violencia de género contra las mujeres, producto de la violación de sus derechos humanos, en los ámbitos público y privado, conformada por el conjunto de conductas misóginas que pueden conllevar impunidad social y del Estado y culminar en homicidio y otras formas de muerte violenta de mujeres.

Además, establece la Alerta de violencia de género, refiriéndose con este nombre al conjunto de acciones gubernamentales de urgencia para enfrentar y erradicar la violencia feminicida en un territorio determinado, ya sea ejercida por individuos o por la propia comunidad. Para implementarlas, se deberá establecer un grupo interinstitucional y multidisciplinario con perspectiva de género que dé el seguimiento respectivo; aplicar las acciones preventivas, de seguridad y justicia, para enfrentar y abatir la violencia feminicida; elaborar reportes especiales sobre la zona y el comportamiento de los indicadores de la violencia contra las mujeres; asignar los recursos presupuestales necesarios para hacer frente a la contingencia de Alerta de violencia de género contra las mujeres, y hacer del conocimiento público el motivo de ésta, y la zona territorial que abarca las medidas a implementar. (11)

En México, el sólo hecho de ser mujer representa un grave riesgo, porque en este país se violenta, se explota y se asesina a las mujeres. De acuerdo con la Encuesta Nacional sobre la Dinámica de las Relaciones de los Hogares (ENDIREH 2011), en México, 63 de cada 100 mujeres han vivido algún incidente de violencia y casi cuatro de cada 10 han experimentado violencia sexual.

Datos del INEGI estiman que durante 2013 y 2014 fueron asesinadas siete mujeres diariamente en el país, predominantemente niñas, adolescentes y mujeres jóvenes. Además, las mujeres fueron ultimadas con mayor saña: en 2013, a 32 de cada 100 mujeres asesinadas las ahorcaron, las estrangularon, las quemaron o las lesionaron con objetos punzocortantes o las golpearon con objetos.

De acuerdo con el estudio "Carga Global de la Violencia Armada, 2015", elaborado por la Secretaría de la Declaración de Ginebra, México se encuentra dentro de los 25 países con las más altas tasas de feminicidios. A esto se suma la impunidad. Según la ENDIREH, sólo una de cada 10 mujeres solicitó ayuda en alguna institución cuando vivió violencia. El 63.8% decidió no buscar ayuda porque consideraron que se trató de algo sin importancia; 4.9% no confía en las autoridades.

La trata de personas es una de las manifestaciones más brutales de la violencia, México es partícipe en todas direcciones. De acuerdo con el "Diagnóstico sobre la Situación de la Trata de Personas en México" (CNDH, 2013), éste se considera el tercer negocio ilícito más lucrativo del mundo. Las víctimas son en el 99% mujeres.

Los efectos de la violencia contra las mujeres rebasan el de por sí enorme daño individual; los impactos alcanzan a las familias y a la sociedad. Los costos económicos de la violencia contra las mujeres en América Latina y el Caribe se estiman entre el 1.6 y el 3.7% del PIB.

La violencia también tiene consecuencias intergeneracionales. El Banco Mundial ha señalado que las niñas y niños que viven en hogares donde se violenta a las mujeres incrementan sus posibilidades de convertirse en agresores o víctimas cuando crezcan. (12)

2.2 VIOLENCIA DOMESTICA

En la práctica, las definiciones de violencia domestica que incluyen la violencia psicológica y económica pueden ser problemáticas. La experiencia ha demostrado que los autores de violencia pueden intentar aprovecharse de dichas disposiciones sobre la violencia contra la mujer solicitando ordenes de protección al alegar que su pareja abusa psicológicamente de ellos.

Además, posiblemente muchas mujeres no esperen una respuesta contundente del sistema judicial a los denominados actos de violencia psicológica o económica cometidos contra ellas. Por otro lado, la violencia psicológica es muy difícil de demostrar.

Por tanto, resulta esencial que toda definición de violencia domestica que incluya violencia psicológica o económica se cumpla de forma apropiada y teniendo en cuenta las cuestiones de género.

Debe recurrirse a los conocimientos técnicos especializados de los profesionales pertinentes como psicólogos y asesores, abogados y proveedores de servicios para las demandantes supervivientes de violencia y al mundo académico para determinar si el comportamiento constituye violencia.

La legislación debe ser aplicable como mínimo a personas que mantengan o hayan mantenido una relación íntima, incluidas las relaciones matrimoniales, no matrimoniales, homosexuales y no cohabitacionales, personas con relaciones mutuas de familia y miembros del mismo hogar.

Las leyes sobre violencia domestica han venido aplicándose solo a personas que mantienen relaciones intimas y, en particular, a las parejas casadas. Con el tiempo, ha habido una ampliación de legislación para incluir otras personas demandantes/supervivientes de violencia domestica, como los miembros de parejas no casadas o que mantienen una relación cohabitacional, las personas que mantienen relaciones de familia y los miembros del mismo hogar, incluidos los trabajadores domésticos.

2.3 LA VIOLENCIA SEXUAL.

La violencia sexual se ha tratado a menudo en el problemático marco de la moralidad, la decencia publica y el honor y como delito contra la familia o la sociedad, más que una violación de la integridad corporal de la persona.

La violación ha constituido la principal "forma" de violencia sexual tratada por el derecho penal, y las definiciones de violación se centraban a menudo en la prueba de penetración. Esas definiciones no tienen en cuenta toda la gama de violaciones sexuales que sufren las mujeres y las repercusiones que tienen en la demandante/superviviente. Por esta razón algunos países han incluido en su legislación penal una definición amplia de "agresión sexual", que comprende el delito anteriormente tipificado como violación y no depende de la prueba de penetración. Contempla los delitos graduados de agresión sexual agresión sexual con arma, amenazas a una tercera parte o causantes de daños corporales y la agresión sexual agravada, en las que el autor del acto violento hiere, lesiona, desfigura o pone en peligro la vida. La agresión sexual como el delito de violar la integridad corporal de otra persona por medio de la conducta sexual; la violación como el delito de violar la integridad personal de otra persona, incluido el cónyuge en el matrimonio, mediante la inserción de un órgano u otro objeto dentro de su cuerpo.

Las definiciones de violación y agresión sexual han evolucionado con el tiempo, del requisito del uso de la fuerza o violencia se ha pasado al requisito de ausencia de consentimiento. Por "consentimiento" se entiende, el acuerdo voluntario de la persona demandante a participar en la actividad sexual en cuestión.

En la práctica, las definiciones de agresión sexual basadas en la ausencia de consentimiento han tenido como consecuencia la victimización secundaria de la persona demandante/superviviente al forzar al fiscal a probar fuera de toda duda razonable que la persona demandante/superviviente no había dado su consentimiento. En un intento de evitar la victimización secundaria, algunos países han desarrollado definiciones de violación basadas en la existencia de determinadas circunstancias, en lugar de en la demostración de la ausencia de consentimiento.

Históricamente, la violación y la agresión sexual no se tipificaban como delito cuando se cometían en el contexto de una relación íntima. Aunque el concepto de violación dentro de las relaciones íntimas sigue siendo muy problemático en muchos países, en los códigos penales de un número cada vez mayor de ellos se están suprimiendo las exenciones de la violación/ agresión sexual en una relación íntima o se están promulgando disposiciones específicas para tipificarla como delito.

2.4 ACOSO SEXUAL

El acoso sexual se ha asociado tradicionalmente en exclusiva con los delitos laborales y se ha definido como un acto que ocurre solo en el contexto de las relaciones desiguales de poder (como la del superior con el subordinado). En consecuencia, a menudo el acoso sexual se ha tratado en los códigos laborales de los países y solo se ha aplicado a quienes sufren dicho comportamiento en el sector del empleo estructurado. Con el tiempo, los países han reconocido estas limitaciones y comenzado a tratar el acoso sexual de forma más completa y en varios ámbitos del derecho, como la lucha contra la discriminación y el derecho penal.

La legislación ha de:

- Tipificar como delito el acoso sexual;
- Reconocer el acoso sexual como una forma de discriminación y una violación de los derechos humanos de las mujeres con consecuencias para su salud y su seguridad;
- Definir el acoso sexual como comportamiento no aceptado sexualmente determinado, tanto en relaciones horizontales como verticales; por ejemplo, en el empleo (incluido el sector del empleo no estructurado), la educación, la recepción de bienes y servicios, actividades deportivas y transacciones de propiedad; y

- Establecer que el comportamiento no aceptado sexualmente determinado incluye (directamente o por implicación) conducta física e intentos; la solicitud o exigencia de favores sexuales; comentarios con connotaciones sexuales; la exhibición de imágenes, carteles o grafitos con contenido sexual explícito y cualquier otra conducta física, verbal o no verbal de carácter sexual.

3. VIOLENCIA CONTRA NIÑOS Y NIÑAS.

En el derecho internacional de los derechos humanos, la violencia contra niños y niñas se encuentra prohibida en distintos instrumentos, siendo la Convención de Derechos del Niño la principal fuente de estándares en la materia. La Observación General N° 13 del Comité de Derechos del Niño aborda en extenso esta visión compleja de la violencia hacia niños y niñas. En particular, los párrafos 19 al 32 describen las variadas formas que puede tomar y los diversos contextos en que puede manifestarse. Concepto usado para referirse a la violencia ejercida directamente, ya sea de forma física, verbal o psicológica. Según Johan Galtung, se distingue de otras formas de violencia, menos evidentes, como la de orden cultural y la estructural. Ratificada por Chile en 1990, la Convención de Derechos del Niño (CDN) establece que "[l]os Estados Partes adoptarán todas las medidas legislativas, administrativas, sociales y educativas apropiadas para proteger al niño contra toda forma de perjuicio o abuso físico o mental, descuido o trato negligente, malos tratos o explotación, incluido el abuso sexual, mientras el niño se encuentre bajo la custodia de los padres, de un representante legal o de cualquier otra persona que lo tenga a su cargo". Lo anterior se complementa con lo señalado en otros dos artículos de la CDN, el primero en relación con "garantizar que el niño se vea protegido contra toda forma de discriminación o castigo" (art. 2); y el segundo, en función de dar protección a la infancia "contra todas las demás formas de explotación que sean perjudiciales para cualquier aspecto de su bienestar" (art. 36). Frente a cualquier tipo de violencia, la CDN señala que el Estado debe tomar todas las medidas de protección necesarias, entre las que se incluyen "procedimientos eficaces para el establecimiento de programas sociales con objeto de proporcionar la asistencia necesaria al niño y a quienes cuidan de él, así como para otras formas de prevención y para la identificación, notificación, remisión a una institución, investigación, tratamiento y observación ulterior de los casos antes descritos de malos tratos al niño y, según corresponda, la intervención judicial". Asimismo, la respuesta del

Estado debe cautelar la adopción de "todas las medidas apropiadas para promover la recuperación física y psicológica y la reintegración social de todo niño víctima de cualquier forma de abandono, explotación o abuso; tortura u otra forma de tratos o penas crueles, inhumanas o degradantes; o conflictos armados. Esa recuperación y reintegración se llevarán a cabo en un ambiente que fomente la salud, el respeto de sí mismo y la dignidad del niño". En el derecho internacional existen normas vinculantes que proscriben formas específicas de violencia hacia niños. (7)

4. TORTURA Y OTROS TRATOS CRUELES, INHUMANOS Y DEGRADANTES.

Una de las violaciones a los derechos humanos que más intensamente afectan la dignidad humana es la práctica de la tortura. Sus modalidades de comisión y el objeto de atentar contra la integridad física y psíquica entrañan un grado de perversión que daña indeleblemente a la víctima. Hablar de la tortura es acercarse a la dimensión de un crimen infamante y cruel en que el bien jurídico lesionado está constituido por la persona misma: su cuerpo, su voluntad, su libertad, su personalidad, se ven constreñidas al abuso y la fuerza. La prohibición de la tortura en todo tiempo y lugar es por ello hoy un consenso ético y un imperativo jurídico global, que se encuentra consagrado en diversos instrumentos internacionales.

Los principales instrumentos jurídicos internacionales de derechos humanos contienen cláusulas de prohibición absoluta de la tortura. La Declaración Universal de Derechos Humanos (art. 5), el Pacto Internacional de Derechos Civiles y Políticos (art. 7), y la Convención Americana sobre Derechos Humanos (art. 5) mandatan perentoriamente y sin posibilidad de justificación que ninguna persona será sometida a torturas, ni a penas o tratos crueles, inhumanos o degradantes. Por su parte, en el derecho internacional humanitario, que regula las obligaciones de las partes beligerantes en tiempos de guerra, también se proscribe de manera completa la práctica de la tortura, incluidos los casos de conflictos armados de carácter no internacional (art. 3 común a los cuatro Convenios de Ginebra). Cuando este crimen se comete como parte de un ataque sistemático o generalizado contra la población civil se lo considera un delito de lesa humanidad (art. 7 Estatuto de Roma). La definición sobre el crimen de tortura se consagró universalmente a partir de la adopción y entrada en vigencia de la Convención contra la Tortura y Otros Tratos o Penas 78

violencia y derechos humanos / Tortura y otros tratos crueles, inhumanos y degradantes Crueles, Inhumanos o Degradantes (1987). Este instrumento fija los elementos que deben concurrir para estar en presencia de un acto constitutivo de tortura: a) los actos deben ser perpetrados por un/a funcionario/a público u otra persona que esté ejerciendo funciones públicas o que actúe a instigación, con conocimiento o aquiescencia de un/a agente del Estado, b) la conducta debe estar orientada a infligir intencionadamente a una persona dolores o sufrimientos graves, ya sean físicos o mentales, y c) su finalidad es: i) obtener información o una confesión, ii) castigar a la persona por un acto que haya cometido, o se sospeche que ha cometido, iii) intimidar o coaccionar a esa persona o a otras, o iv) otro motivo basado en cualquier tipo de discriminación. La misma Convención, en su artículo 1º, señala que "[n]o se entenderán por torturas los dolores o sufrimientos que sean consecuencia únicamente de sanciones legítimas, o que sean inherentes o incidentales a estas".

Las obligaciones generales derivadas de estos instrumentos imponen a los Estados, en primer lugar, la necesidad de adecuar la legislación, la institucionalidad y las prácticas nacionales a fin de prohibir la tortura en todo tiempo y lugar, lo que constituye una norma imperativa de derecho internacional (ius cogens). Adicionalmente, ante la evidencia o sospecha de haberse perpetrado un acto de esta naturaleza, los Estados tienen la obligación de investigar, identificar a los responsables, sancionar y reparar el daño ocasionado. (12)

5. LA VIOLENCIA Y EL CRIMEN ORGANIZADO EN MEXICO

La violencia está inserta en la naturaleza misma del crimen organizado, sin importar que los delincuentes estén involucrados en las drogas, otros tipos de tráfico, o crímenes más localizados como la extorsión y el secuestro. De hecho, la importancia intrínseca de la violencia para las actividades ilícitas se ve reflejada en la inclusión de prácticas agresivas y coerción en casi todas sus definiciones. Numerosos factores explican por qué esta conexión entre el crimen organizado y la violencia es tan natural como inevitable. En primera instancia, los criminales operan fuera de la ley, No existe una autoridad máxima a la que puedan acudir en pos de protección.

La violencia es inherente en ciertas actividades realizadas por las organizaciones criminales, siendo la extorsión la más obvia. El secuestro es también algo que involucra a la fuerza física en la fase de abducción; después, está la amenaza del uso de la fuerza para matar a la víctima si no se paga el rescate. El tráfico de humanos, que en ocasiones involucra más al engaño que a la coerción, depende, a final de cuentas, del uso de la violencia para el control de las víctimas, quienes se ven forzadas a trabajar o a involucrarse en el comercio sexual. Aunque no todo el tráfico de drogas está asociado con la violencia, es común que se le asocie con la agresión extrema para proteger o promover cargamentos, rutas y el reparto del mercado.

La implicación de todo esto es que el uso de la violencia por las organizaciones criminales tiene muchas similitudes, sin importar dónde se presente. Aun así, hay variaciones muy importantes en términos de alcance y escala que no pueden ser ignoradas. Dichas variantes dependen del contexto político y económico en el que se inscriba el crimen organizado, en la fortaleza del Estado, los incentivos y premios para el comportamiento criminal, y los procesos de expansión y contracción del mercado. Es en esta conexión que el ambiente político y económico en México, de naturaleza cambiante, ha contribuido a un alza significativa de la violencia en el país.

Durante largo tiempo, el involucrarse en el negocio de la droga en México ha sido una fuente de enormes riquezas para algunos y un medio de subsistencia para otros.

El gobierno acepta que desde que Felipe Calderón emprendió su ataque en diciembre de 2006, un total de 22,743 personas habían sido asesinadas hasta mediados de 2009. (13) De éstas, 20,868 fueron víctimas de atentados directos, 160 murieron en los ataques y 1,715 perecieron durante las balaceras. (14) Aunque se ha enfatizado que 90 por ciento de los muertos eran criminales, los números tuvieron un impacto considerable; eran mayores, en razón de miles, que los estimados de la mayoría de los diarios. Además, no se avizoraba un respiro; el reporte hacía notar que 2,904 personas habían sido ya ajusticiadas en crímenes violentos en los primeros meses de 2010. (15)

Los asesinatos de jefes policíacos, miembros del ejército y servidores públicos son cada vez más numerosos, aunque siguen representando entre 5 y 10 por ciento del total de homicidios relacionados con la droga.

La creciente crueldad es estremecedora. La selectividad y precisión de la violencia y el cuidado que se le daba a su implementación parecen ser cosa del pasado. Es cada vez más frecuente que entre las víctimas se encuentren los familiares del objetivo original, o incluso civiles. Ya no se salvan las mujeres y los niños y, según una evaluación, desde el inicio de la administración de Vicente Fox 600 menores han muerto en balaceras entre traficantes de drogas o supuestos criminales, y las autoridades. (16)

Para Durkheim, esto se presenta, típicamente, como resultado de una crisis en la sociedad o una especie de transición en que las limitantes legales son removidas: como resultado, las normas e inhibiciones que guían el comportamiento son desechadas. La caída de las normas y estándares de comportamiento alimenta la expansión del crimen, tanto el organizado como el desorganizado. (17)

A MANERA DE CONCLUSION

La violencia se encuentra presente en cualquier parte del mundo, en todos los medios sociales, económicos, culturales y es vivida por personas de cualquier sexo y en todas las edades.

Parte de la solución a este fenómeno está en la participación ciudadana para la prevención, para la denuncia, para la educación contra la violencia y para la atención, no solamente en las instituciones gubernamentales, pero es urgente llevar a cabo una búsqueda conjunta de la solución, a partir de la pregunta ¿Cómo se puede retomar o reintentar la vida después de haber sufrido violencia?

Una posible respuesta será: con ayuda de profesionales. Y en efecto, esta es una buena respuesta, sin embargo, habría que conjuntar otros aspectos como:

✓ La transparencia en la aplicación de la justicia,
✓ Procesos penales justos pero adecuados a la magnitud de cada situación de violencia,
✓ Actuación responsable de la policía y el Ministerio Público,(debe ser un apoyo institucional de la víctima)
✓ Llevar a cabo la defensa técnica legal, no de buena fe como se hacía en otros tiempos,
✓ Sentido de pertenencia y colaboración de las víctimas de violencia dentro del proceso jurídico penal,(víctima más visible) ya que anteriormente era doblemente victimizada por el daño causado y por la violencia institucional
✓ Voz y rendición de cuentas,
✓ Coadyuvancia de diferentes instancias como medios de comunicación, redes sociales, prestadores de servicios de salud y sociales,
✓ Abatir la desigualdad y la corrupción,
✓ Educación social para la prevención de la violencia,
✓ Protección institucional con mayor eficiencia y efectividad a través de la aplicación de una ley victimal.
✓ Apoyo médico y psicológico.

Todo lo anterior ayudará a abatir la violencia en general y contra los grupos tradicionalmente oprimidos y vulnerables (contra mujeres, migrantes, contra los hijos y discapacitados, ancianos, violencia doméstica y laboral).

Los profesionales de Enfermería tienen un amplio campo de acción en aspectos de actuaciones de detección precoz y apoyo asistencial a las víctimas; la aplicación de protocolos sanitarios ante las agresiones violentas en aspectos de prevención, atención, intervención y rehabilitación en personas y grupos en situación de violencia. Los grupos organizados de profesionistas tanto de la salud como de otros campos profesionales y las organizaciones no gubernamentales de la sociedad juegan un papel muy importante ya que a través de propuestas y planes de acción e intervenciones contra la violencia pueden ser una fortaleza y pueden brindar el apoyo necesario tanto para las instancias gubernamentales como para los grupos vulnerables en los aspectos de medidas preventivas y de sensibilización; medidas legislativas y procedimentales; medidas contundentes en la intervención judicial; medidas asistenciales y de intervención social; garantizar derechos económicos para las mujeres víctimas de violencia de género, con el fin de facilitar su integración social; impulsar la creación de políticas públicas dirigidas a ofrecer tutela a las víctimas de la violencia; formular políticas públicas en materia de violencia; sensibilizar al personal sanitario del Sistema Nacional de Salud, sobre la gravedad de la violencia contra las mujeres como problema de salud; Es necesario definir mejor el papel que ha de desempeñar el sector salud, tanto en la prevención como en las respuestas a las necesidades de las víctimas de la violencia; investigación.(18) (19)

La Medicina Legal tiene un papel fundamental en el diagnóstico y atención inmediata a la víctima de violencia; la adopción de medidas necesarias para la recuperación de la víctima; la valoración de los efectos de la exposición de los menores en el ambiente de violencia; la valoración del agresor y las condiciones de los actos de violencia.(20) (21).

REFERENCIAS BIBLIOGRÁFICAS
(CAP 1,2,3,4)

Bonino, L. (2005). La violencia masculina en la pareja.. Recuperado el 26 de marzo de 2008, de http://www.luisbonino.com/0ing/pdf/violencia%20masculina.pdf

Breilh, J. (1996). El Género entre fuegos: Inequidad y esperanza. Centro de Estudios y Asesoría en Salud, CEAS. Quito, Ecuador.

Bulechek, G., Butcher, H., Dochterman, J. Clasificacion de Intervenciones de Enfermeria (NIC). 5ta edición. Barcelona, España: Elsevier; 2009.

Figuereido, N. (1999). Ciencia. Afetividade e cuidados de enfermeragem. Artes Médicas. Sao Paulo.

Hirigoyen, M. (2000). Assédio moral: A violência perversa no cotidiano. Bertrand, Brasil.

Honorable Congreso de La Unión de La Cámara de Diputados LXI Legislatura, (2011). Violencia de Género en México, estadísticas, marco jurídico, presupuesto, políticas públicas, centro de estudios para el adelanto de las mujeres y la equidad de género. México.

INEGI. Censo de Población y Vivienda. Durango, Dgo. 2010.

Minayo, M.C. (2006). Vioência e Saúde. Ed. Fiocruz. Río de Janeiro, Brasil.

Nogueiras, G. B., Ruíz-Jarabo, Q. (2005). La violencia contra las mujeres: Prevención y Promoción. ED. Díaz de Santos. España.

Herdman, T.h. NANDA Internacional. Diagnósticos Enfermeros. Definiciones y clasificación. 2012-2014. Barcelona: Elsevier; 2013.

(CAP5)

1. García-Villanueva, J., De la Rosa-Acosta, A. & Castillo-Valdés, J. S. (2012). Violencia: análisis de su conceptualización en jóvenes estudiantes de bachillerato. Revista Latinoamericana de Ciencias Sociales, Niñez y Juventud, 10 (1), pp. 495-512.
2. United Natios. Declaration on the elimination of violence against women. A/RES/48/104. [Internet]. New york: UN; c2012 [citado el 9 de enero del 2012]. Disponible en: http:// www.un.org/documents/ga/res/48/a48r104.htm
3. Flury M, Nyberg E, Riecher-Rössler A. Domestic violence against women: Definitions, epidemiology, risk factors and consequences. Swiss Med Wkly. 2010; 140:w13099.
4. OMS | Violencia Disponible en: www.who.int/topics/violence/es/ [Consulta: 18/9/2016]
5. El Sol de México, 25 de noviembre de 2012. Violencia contra las mujeres, una prioridad global.
6. Presidencia de la Nación Argentina. *Los derechos humanos frente a la violencia institucional.* Disponible en: http://www.jus.gob.ar/ media/2932203/violencia_institucional.01.pdf [Consulta: 18/9/2016]
7. *INDH. Violencia y Derechos Humanos.* Disponible en: http://www.indh.cl/ wp-content/uploads/2013/12/3.-Violencia-y-DDHH.pdf [Consulta: 18/9/2016]
8. H. Congreso de la Unión. Cámara de Diputados. LXI Legislatura La violencia contra las mujeres. Marco Jurídico Nacional e Internacional. Centro de Estudios para el adelanto de las mujeres y la equidad de género. México. Noviembre 2010.
9. Zurita B. J. La lucha contra la violencia de género. Gabinete de Coordinación y Estudios. Secretaría de Estado de Seguridad. Seguridad y Ciudadanía: Revista del Ministerio del Interior Madrid, España. enero-junio 2013, p. 63-127
10. Cámara de Diputados. LXI Legislatura. Comité del Centro de Estudios para el Adelanto de las mujeres y la Equidad de Género. *La violencia contra las mujeres. Marco jurídico nacional e internacional.* México, D.F.Noviembre 2010.

11. Fuente: Elaboración propia a partir de Estudio multipaís de la OMS sobre salud de la mujer y violencia doméstica contra la mujer, OMS, 2005

12. Paniagua D. *Mujeres Poderosas* Forbes Staff. **La cita del día.** Capital Humano *revista impresa correspondiente a junio, edición especial* **975. 22. Junio.2016**. Disponible en: www.forbes.com.mx › Capital Humano.

13. Phil Williams. *El crimen organizado y la violencia en México: una perspectiva comparativa* Disponible en: www.istor.cide.edu/archivos/ num_42/dossier2.pdf [Consulta: 18/01/2017]

14. Disponible en: smallwarsjournal.com/blog/journal/docstemp/84sullivan. **pdf**. [Consulta: 18/01/2017]

15. Latin American Herald Tribune. *Classified Report: Dead in Mexico Drug War*. 22, 743. 10 de mayo de 2010.

16. El Liberal del Sur. *Recent Arrests of Minors in Tabasco Crimes Worry Authorities, México: Minors Arrested in Tabasco Linked with Organized Crime, Open Source* Center, FEA20100415003897 - OSC Feature - April 12 de 2010.

17. Tuckman Jo. *The Guardian 13 teenagers shot dead as gunmen burst into party in Mexico border city.* 1 de febrero de 2010.

18. Carve. La lucha contra la violencia de género. Disponible en: carve-daphne.eu/wp-content/resources/lucha_violencia_genero.pdf [Consulta: 18/01/2017]

19. Embajador Wayne. *Violencia contra las mujeres, una prioridad global.* Disponible en: spanish.mexico.usembassy.gov › Embajador Wayne [Consulta: 17/01/2017]

20. Naciones Unidas. Departamento de Asuntos Económicos y Sociales. División para el Adelanto de la mujer. *Manual de legislación sobre la violencia contra la mujer*. Nueva York, USA. 2010

21. Instituto Nacional de Salud Pública. Secretaria de Salud. *Violencia contra las mujeres Un reto para la salud pública en México Informe Ejecutivo de la Encuesta Nacional de Violencia contra las Mujeres.* Editores: Gustavo Olaiz, Aurora del Río, Martha Hijar.

www.ingramcontent.com/pod-product-compliance
Lightning Source LLC
Chambersburg PA
CBHW021433170526
45164CB00001B/230